ÉTUDE

SUR LA

FIÈVRE TYPHOÏDE

A RECHUTES

PAR

Edouard-Marie-Jules MEUNIER

DOCTEUR EN MÉDECINE DE LA FACULTÉ DE PARIS

Ancien interne des hôpitaux de Paris

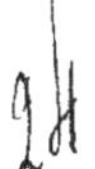

PARIS

ALPHONSE DERENNE

52, Boulevard Saint-Michel, 52

1883

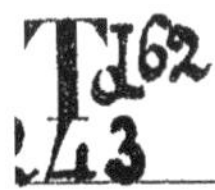

ÉTUDE

SUR LA

FIÈVRE TYPHOÏDE

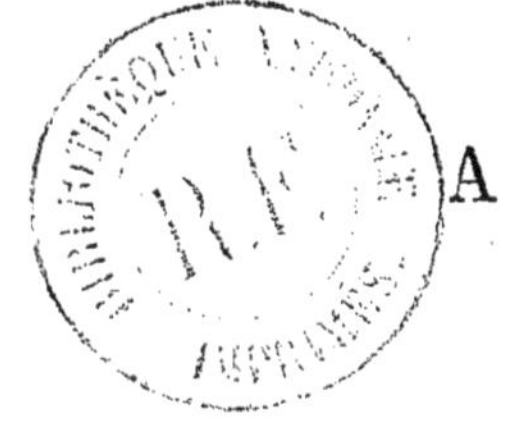

A RECHUTES

PAR

Edouard-Marie-Jules MEUNIER

DOCTEUR EN MÉDECINE DE LA FACULTÉ DE PARIS

Ancien interne des hôpitaux de Paris

PARIS

ALPHONSE DERENNE

52, Boulevard Saint-Michel, 52

1883

A LA MÉMOIRE DE MON PÈRE

A MA MÉRE

ÉTUDE

SUR LA FIÈVRE TYPHOÏDE

A RECHUTES

INTRODUCTION

L'épidémie de fièvre typhoïde qui a sévi à Paris pendant l'année 1882 a été remarquable par la fréquence des formes bénignes et par la moyenne relativement faible de la mortalité.

Certaines particularités ont été relevées et signalées soit dans les Sociétés savantes, soit dans les leçons de MM. les professeurs de clinique, soit enfin dans les revues, mémoires ou observations publiés dans les recueils périodiques.

Dans le service de M. le D^r d'Heilly dont nous avons eu l'honneur d'être l'interne à l'hôpital Saint-Antoine pendant cette époque, il a été reçu un grand nombre de fiévreux, plus de cent cinquante (depuis le 1er janvier, jusqu'au 1er décembre), chez lesquels nous avons pu observer de grandes variations dans l'intensité et la marche des phénomènes morbides, ainsi que de nombreuses complications, les unes communes, que l'on peut rattacher à l'exagération des symptômes, les autres rares, comme les ulcérations du pharynx, la gangrène pulmonaire, etc.

Parmi les circonstances qui ont le plus attiré l'attention, nous pouvons citer la longue durée de la fièvre et la fréquence des rechutes. Ces phénomènes ont tout d'abord été attribués à une cause que l'on est toujours prêt à invoquer, aux écarts de régime ; ce qui fut vrai dans quelques cas. Par la suite il devint évident que non-seulement les recrudescences, mais encore les rechutes se produisaien sans cause appréciable, et qu'elles étaient pour ainsi dire spontanées.

Peut-être alors s'agissait-il d'une évolution particulière de la maladie due à cette influence occulte, que l'on est convenu d'appeler le génie épidémique ; d'autant plus que ces déviations du type normal de la fièvre typhoïde ont été très fréquentes cette année, dans la pratique hospitalière au moins; nous ne savons ce qui s'est passé dans la pratique civile.

En rapprochant et en comparant les observations des malades, photographiées pour ainsi dire, par les courbes de température, nous avons été frappé par l'analogie qu'elles offraient. Laissant de côté les formes prolongées, et ne considérant que les formes à rechute, nous voyions que la maladie tout entière présentait trois périodes successives dans l'ordre suivant : une période fébrile de 15 à 25 jours, une période apyrétique de 10 jours à 12, une nouvelle période fébrile de 9 à 15 jours ou rechute, laquelle paraissait avoir dans chaque cas une physionomie bien caractérisée, presque toujours la même, celle d'une seconde fièvre typhoïde, abortive.

Quels liens avaient entre elles ces deux fièvres, l'une la première, dothinentérique, l'autre moins bien déterminée? Pourquoi cette fréquence des rechutes et cette uniformité de caractères?

En consultant les auteurs classiques, les mémoires, les thèses, (et on s'est beaucoup occupé de ce sujet dans ces dernières années), nous avons vu que si l'on s'entendait bien, ou du moins à peu près, sur le sens général des mots rechute et récidive, il y avait de nombreuses divergences, souvent plus apparentes, il est vrai, que réelles, lorsqu'il s'agissait de les appliquer aux cas particuliers qui nous occupaient, et sur lesquels nous voulions nous faire une opinion.

Dans ce travail nous avons entrepris de rechercher les faits qui ont été admis le plus généralement parmi des opinions plus variées que ne semblerait le comporter un sujet aussi limité. Puis nous avons tenté de rechercher dans quelles conditions se fait le retour de cette fiévre et quelle est la nature des troubles morbides, dont elle est le principal symptôme.

En un mot, nous avons cherché à nous rendre compte des faits qui se sont passés sous nos yeux, mais sans y joindre l'intention de faire un travail complet sur les rechutes de la fièvre typhoïde. Si les faits que nous publions peuvent avoir quelque utilité pour servir à l'histoire de la fièvre typhoïde, nous aurons atteint notre but.

Nous prendrons l'ordre suivant :

Après avoir défini la question et exposé l'historique, nous

décrirons les lésions, puis les symptômes. Nous passerons à l'étiologie et à la pathogénie, et nous terminerons par le diagnostic, le pronostic et le traitement.

Qu'il me soit permis ici, de remercier M. le professeur Laboulbène d'avoir bien voulu accepter la présidence de ma thèse.

DÉFINITION. — HISTORIQUE

Que l'on demande à un médecin ce qu'il entend par les termes recrudescence, rechute, récidive, il n'est pas embarrassé pour répondre ; mais si on veut les appliquer à certaines façons d'être de la fièvre typhoïde, c'est-à-dire aux retours de la maladie, on est loin de s'entendre. C'est qu'en face de ces anomalies bizarres, étant données les idées régnantes sur les maladies infectieuses, les auteurs se croient dans l'obligation de définir et de justifier les dénominations dont ils les qualifient. Les définitions changent, le sens des mots est dénaturé, et les faits restent les mêmes. Cette manière de faire ne fait pas avancer la question.

Pour éviter de tomber dans ce défaut, c'est-à-dire pour ne pas disputer sur des mots, nous nous en tiendron saux définitions classiques, que nous allons reproduire ; elles nous serviront de point de départ.

Voici ce que dit Chomel : « On nomme *rechute* la réapparition d'une maladie qui vient de se terminer et dont la convalescence n'est pas encore achevée ; on doit entendre par *récidive* le retour d'une même maladie après l'entier rétablissement du sujet. » Quant à la *recrudescence* c'est le retour d'une maladie avec une nouvelle intensité après une rémission momentanée. Ainsi une maladie peut reparaître avant, pendant ou après la convalescence, et trois termes expriment ces trois circonstances.

Conserver ce sens intact, ce n'est pas seulement se conformer aux règles tracées dans les ouvrages de pathologie générale, c'est encore suivre la tradition. Citons comme exemple ce que dit Grisolle sur le même chapitre dans son Traité de la Pneumonie : « Je n'ai regardé comme rechute que les cas dans lesquels une pneumonie a reparu pendant la convalescence à une époque où celle-ci n'était pas encore achevée. » Il appelle « recrudescence, les cas où les symptômes de la pneumonie s'étant un peu amendés reprennent ensuite avec une nouvelle intensité. » Il n'est pas moins explicite sur la récidive « qu'il est extraordinaire d'observer sur le même malade, précisément parce que les malades qu'on a guéris une première fois nous reviennent rarement pour les récidives qu'ils éprouvent une ou plusieurs années plus tard. »

C'est à l'abri de cette double autorité que nous donnons le nom de rechute à toute seconde fièvre typhoïde qui naît et évolue pendant la convalescence d'une première.

Citons ici Murchison : « On entend par rechute (relapse) une seconde évolution fébrile du processus spécifique, après que la convalescence de l'attaque primitive est franchement établie. »

Et comme nous pensons qu'entre ces deux fièvres il y a un étroit lien de parenté nous les unissons après Guyard, Arnoult, Maurice Raynaud sous le nom de *fièvre typhoïde à rechute*. Ce n'est pas à dire pour cela que nous regardions ce rapport comme certain et connu. Evidemment non. Nous nous expliquerons plus tard, ne voulant pas anticiper sur une discussion que doit être le résumé et la conclusion de l'exposé des faits, lorsque nous commenterons les rapports de la rechute avec la recrudescence et avec la récidive.

Nous en avons dit assez pour préciser la question ; il ne nous semble pas utile pour le moment de différencier notre sujet des autres accidents fébriles ou complications de la convalescence.

HISTORIQUE. — Il faut arriver jusqu'en 1839 pour trouver signalée l'existence de la rechute.

Ce silence a fait croire au regretté Maurice Raynaud que la rechute de la fièvre typhoïde n'existait pas auparavant, puisqu'elle était inconnue des cliniciens de la première moitié de ce siècle, eux qui ont si bien décrit la dothinentérie qu'on peut dire qu'ils l'ont créée. La rechute était sans doute plus rare qu'aujourd'hui. Mais nous pensons qu'à cette époque le problème de la spécificité de la fièvre typhoïde en faveur de laquelle ils ont lutté avec succès, préoccupait les esprits bien autrement que les rechutes, qui ne sont après tout qu'un épiphénomène assez rare. Aussi ce n'est qu'après la publication des œuvres de Louis, Chomel, Bouillaud, qui établirent les grandes lois du développement de la fièvre typhoïde, que l'on voit apparaître les premières observations de rechute que l'on considère alors comme des anomalies singulières, et que l'on appelle, mais à tort, des récidives, tant elles se distinguaient des autres accidents fébriles de la convalescence désignés communément sous le nom de rechute.

Ces auteurs n'en font mention nulle part. En les lisant, on peut seulement soupçonner que quelques observations ont trait aux rechutes. Chomel a parlé de « rémission prononcée » suivie de recrudescence, dont son observation XXX est un exemple. Avec les indications de la température, on eût pu mieux savoir ce qu'était cette rémission. Dans aucun des traités classiques de cette époque on ne trouve d'exemple de vraies rechutes, signalées comme telles. Cependant Michel, Perrin, interprétant quelques-unes des observations de Bouillaud, Louis, Forget, les donnent comme des rechutes méconnues. Perrin poussant ses recherches à des dates plus reculées dit que Rœderer et Wagler ont certainement vu des rechutes dans une épidémie de fièvre muqueuse qui a sévi à Gœttingue, et qu'ils ont relatée en 1762. Et c'est, suivant Chomel, dans cette épidémie de fièvre continue qu'ont été signalées pour la première fois les altérations des follicules intestinaux.

Les deux premières observations avérées sont celles publiées par Rilliet et Barthez dans le *Journal des connaissances médico-chirurgicales*, en mai 1841. Le doute est impossible : car ils disent en parlant de ces récidives (rechutes) : « Y a-t-il une infiltration des plaques de Peyer et des ganglions mésentériques ? Cela est probable puisque nous avons constaté chez notre second malade la lésion de la rate, qui accompagne d'ordinaire les deux autres ; mais fort heureusement la preuve anatomique nous a manqué. » Nous nous sommes assurés que les deux observations mentionnées par Taupin en 1839 dans le même journal et signalées par Guyard, sont les mêmes que celle publiées *in extenso*, deux ans après par Rilliet ; c'est cependant à leur date que nous avons fait allusion plus haut.

Si la rechute typhoïde paraît avoir été plus rare autrefois qu'aujourd'hui, nous lisons cependant dans le *Traité de la pneumonie* de Grisolle (1841), que les rechutes de la pneumonie sont moins fréquentes que celles de la fièvre typhoïde. Si l'on consulte à ce sujet les premières éditions de sa pathologie interne à partir de 1844, on voit que ce n'est que dans la sixième (1855) que les vraies rechutes sont signalées explicitement, mais comme des « cas rares », terme qui surprend lorsqu'on lit au contraire dans les éditions précédentes que si les récidives sont à peu près inconnues, les rechutes ne sont pas rares. Pourquoi cette contradiction ?

A partir de 1856, nons trouvons en France des observations de plus en plus nombreuses, que nous ne pouvons toutes citer. Nous passerons en revue seulement les principaux mémoires.

Le premier en date (1856) est celui de Barbrau, interne de Beau. Pour lui, la vraie rechute qu'il distingue de la fausse rechute (recrudescence) est très rare. « Dans la grande quantité d'observations publiées sur la fièvre typhoïde on peut à peine en trouver deux ou trois. »

Du reste il est très court et n'a pas l'importance ni l'intérêt de celui que en 1859 publie A. Michel, interne de Charcot. Il décrit bien la véritable rechute, qu'il appelle une récidive à courte échéance, une « rechute-récidive », suivant l'expression de son maître. Mais supprimant ces deux mots dont l'un ne dit pas assez et l'autre trop, il les remplace par le terme peu usité de réversion, dans lequel il comprend à la fois la rechute et la récidive et qu'il définit : « Maladie en tout semblable à la première, qui s'est montrée après un temps variable de convalescence ou de guérison. » Par cette modification, l'auteur qui a pour but de se défendre de toute idée d'interprétation, ne fait que tourner la difficulté. Laissant de côté les vraies récidives, il ne s'occupe que des rechutes, dont il nous fait bien connaître l'histoire, d'après les auteurs allemands, « les Français, dit-il, ayant là dessus tout à apprendre. » C'est ainsi qu'il reproduit les observations et les opinions de Griesinger (1847), Thierfelder (1855), Hirsch (1857), Fuchs (1857). Le mémoire de Michel est en somme le premier travail complet publié en France. Il marque une étape.

A cette époque en effet, Griesinger avait bien étudié les accidents de la convalescence de la fièvre typhoïde, et les avait rangés en sept classes, les comprenant tous et par suite les rechutes sous le nom d'hypostrophes. C'est dire qu'en Allemagne ils étaient bien connus. Dans ses descriptions il se sert du terme récidive, dans le sens de rechute.

En 1864 paraît la thèse de Michel, qui ne fait que reproduire son mémoire.

Puis vient en 1869 une importante discussion à la Société médicale des hôpitaux. Lorain présente deux observations de rechute qu'il donne comme des récidives immédiates. La théorie de Lorain n'est pas admise par ses collègues, qui maintiennent les définitions classiques. « Si nous acceptons l'expression de M. Lorain, dit Bergeron, le mot rechute est à rayer du vocabulaire médical. » M. Marrotte ajoute que ces rechutes ont été observées par tout le monde. Nous nous demandons si ce sont les deux mêmes observations qui sont publiées sous le titre de fièvres typhoïdes doublées dans son ouvrage sur la Température du corps humain en 1875.

A la séance qui suivit celle dont nous venons de parler, M. Constantin Paul vint lire un mémoire dans lequel, s'appuyant uniquement sur des recherches thermométriques, il définit la rechute, le retour incomplet de la maladie (il entend par là le retour de la dernière période), et la récidive le retour complet. La rechute des auteurs est une récidive immédiate. Cette définition avait le grand tort d'altérer le sens classique d'expressions biens connues. Si nous pouvons aussi nous demander ce qu'au point de vue anatomique peut être le retour de la fin de la fièvre typhoïde, nous reconnaissons qu'au point de vue clinique, ce mémoire contient une excellente étude thermométrique de la rechute, au moins dans une de ses formes.

C'est à partir de ce moment que les rechutes deviennent l'objet d'une plus grande attention. Gubler (1869), Laboulbène (1871), Isambert (1872), Cornil (1872), Colin (1873), Féréol (1874), signalent des faits. En 1872, le professeur Potain consacre à ce sujet une leçon clinique ; il y revient en 1882, en décrivant les caractères généraux de l'épidémie courante. C'est, dit-il, une « réitération » complète de la maladie.

Tous les auteurs classiques à cette époque consacrent quelques mots, ou même un chapitre spécial, pour dire l'existence et le pronostic de ces rechutes. Ainsi Trousseau, Jaccoud, Vulpian, Bernheim (1877), Niemeyer, Steiner, d'Espine et Picot.

Plusieurs thèses d'inauguration datent de ce moment, Serres (1876), Azambre (1877), Perrin (1877). La plus importante est celle de Guyard (1876). C'est un travail complet dans lequel il expose les idées de son maître Cadet de Gassicourt, que nous retrouvons plus précises encore dans les leçons cliniques de celui-ci, publiées dans la *France médicale* en 1880.

Maurice Raynaud, en 1877, expose sur ce sujet des théories nouvelles, d'un vif intérêt.

Bucquoy, en 1878, résume dans une leçon les résultats de son expérience.

Homolle, en 1877, dans une revue considérable sur la fièvre typhoïde, consacre un assez long chapitre aux rechutes.

Cette affluence de documents depuis une dizaine d'années (et nous ne les mentionnons pas tous, puisque nous ne parlons pas des publications étrangères), indique assez que la fréquence des rechutes devient de plus en plus grande. La question est, du reste, à l'ordre du jour ; cette année le jury du concours d'agrégation a chargé l'un des concurrents, M. Hutinel, de traiter la question suivante : *Etude sur la convalescence et les rechutes de la fièvre typhoïde.*

Les ouvrages bien connus de Murchison, Griesinger, Vunderlich, Liebermeister, Siemsen, nous ont fait connaître l'état de la question en Angleterre et en Allemagne.

C'est à l'aide des ces documents que nous tentons de donner un aperçu rapide des connaissances actuelles sur le sujet qui nous occupe.

ANATOMIE PATHOLOGIQUE.

Les lésions que l'on trouve à l'autopsie sont de trois
ordres :

1° Lésions dues à la deuxième manifestation typhique.

2° Lésions appartenant à la première.

3° Lésions existant par coïncidence.

Tous les auteurs admettent aujourd'hui que, si les manifestations intestinales de la fièvre typhoïde sont ordinairement simultanées, de sorte que les lésions sont toutes à
peu près du même âge, d'autres fois elles se font sucessi-
vement, ce qui explique et les rechutes et la longueur
excessive de certaines fièvres. Il faut donc s'assurer que
l'on a affaire à une rechute et rien qu'à une rechute. L'on
y arrive par le seul examen de la muqueuse intestinale sur
laquelle on doit pouvoir reconnaître une première poussée
d'entérite folliculeuse, dont les ulcères sont en voie de cicatrisation, et une deuxième plus jeune en voie d'évolution, si la mort a eu lieu à la période d'état.

Cette assertion incontestée aujourd'hui était repoussée,
il n'y a pas longtemps encore, par des maîtres. Pendant
longtemps la dothinentérie a passé pour une maladie essentiellement continue, et ne pouvant se reproduire, les
plaques de Peyer ayant été détruites. Trousseau écrivait
dans ses cliniques : « Quoique l'appareil symptomatique
soit très complet, quoique l'éruption cutanée se reproduise,

la lésion caractéristique de l'intestin ne se renouvelle pas. » Mais déjà Trousseau était seul de cet avis, ainsi que le fait remarquer Murchison, qui dit : « On trouve à l'autopsie la récente lésion intestinale de la rechute, coexistant avec les ulcérations en voie de cicatrisation de la première attaque. » Il ajoute : « Mais comme les glandes qui avaient déjà échappé au mal sont les seules atteintes, les lésions de la rechute sont moins étendues que celles de la première attaque, et pour cette raison elles sont plus éloignées de la valvule iléo-cœcale. » On lit dans Griesinger : « A côté d'ulcères existants ou en voie de cicatrisation ou complètement guéris, il existe une infiltration glandulaire tout à fait récente, tantôt étendue, tantôt limitée, tantôt dure, tantôt molle. » Grisolle n'est pas moins explicite. « Aussi trouve-t-on deux ordres de lésions, les unes anciennes etc. »

Ainsi les écrivains les plus autorisés sont d'accord sur la reproduction certaine de l'entérite folliculeuse pendant la rechute.

Mais l'on s'est demandé si elle était constante, et si la première lésion ne jouait pas un rôle dans le second acte ? Continuait-elle sa marche régressive ou pouvait-elle prendre une nouvelle activité, qui suffisait à expliquer la rechute ? Quels rapports avaient-elles de l'une à l'autre ? Quel était le siège, l'intensité, la marche de la nouvelle inflammation ? Autant de questions qu'il est difficile de résoudre, la mort, et par conséquent les autopsies, étant rares après la rechute.

Si elle n'est pas constante, la répétition de la lésion existe du moins dans la très grande majorité des cas.

Voyez les faits de Thierfelder, Stewart, Murchison, Serres, Maurice Raynaud, Bucquoy, Homolle. Guyard écrit « que dans certains cas le processus anatomique ne paraît consister que dans le retard apporté à la cicatrisation des plaques de Peyer déjà malades. » Nous ne pourrions citer d'exemple de rechute constituée par ce seul fait. Il est certain toutefois que les rechutes retardent la cicatrisation des plaques. Il ne s'agit là, il est vrai, que de l'application d'une loi d'anatomie pathologique générale. Mais ce qui est encore vrai, c'est que les portions de plaques de Peyer, qui n'ont pas subi la mortification peuvent être le siège d'une nouvelle hyperplasie. Nous lisons dans une leçon de Bucquoy : « quelquefois on trouve réunies sur la même plaque les traces évidentes de la lésion ancienne et de la lésion nouvelle. »

Il semble donc que la rechute de la fièvre typhoïde puisse être anatomiquement constituée tantôt par l'inflammation de follicules intacts au premier tour, tantôt par une sorte de reprise des premières lésions, très rare, tantôt par la réunion de ces deux ordres de lésions, ce qui serait plus commun.

Devons-nous admettre que dans certains cas l'anatomie pathologique soit muette? Rilliet et Barthez ont cité des exemples de fièvre typhoïde sans lésion intestinale. Depuis on en a publié d'autres. En serait-il de même pour la rechute ? C'est probable.

Le professeur Cornil en 1872 signale l'absence de l'entérite folliculeuse dans une observation, publiée dans l'*Union médicale,* et qui avait fait auparavant l'objet d'une présentation à la Société médicale des hôpitaux et il se demande : « si les rechutes ne seraient pas constituées seulement par une entéro-colite commune. » Cette conclusion fut écoutée avec réserve. Du reste ne serait-il pas possible d'expliquer l'impossibilité où l'on fut de distinguer les plaques anciennes des nouvelles par la date de la mort de la malade qui n'eut lieu que cinquante jours au moins après le début de la rechute?

Les lésions de la deuxième fièvre ne diffèrent pas par leur structure ni par leur aspect de celles de toute fièvre typhoïde. Histologiquement elles se distinguent des plaques anciennes en voie de réparation par la présence des éléments de l'infiltration inflammatoire.

C'est dans leur disposition générale qu'elles présentent des caractères spéciaux à noter. Elles sont généralement moins étendues que les premières ; c'est l'exception qu'elles le soient davantage ; elles sont aussi moins intenses. Elles portent surtout sur les follicules clos, qui sont relativement plus malades, c'est-à-dire plus gonflés, plus durs que les plaques nouvellement prises. Elles siègent dans l'iléon au-dessus plutôt qu'au niveau des premières lésions. Mac-Lagan a dit que les plaques étaient molles, au contraire des plaques de la première manifestation qui étaient dures. Cette opinion a été combattue.

Voilà plusieurs caractères que l'on rencontre fréquemment. Les deux premiers relativement à l'intensité et à l'étendue sont généralement admis : « L'infiltration et les ulcérations nouvelles paraissent assez faibles à côté des anciennes. » (Thierfelder). Par là s'explique ce fait que la rechute est ordinairement plus bénigne que la première atteinte, le poison ayant sans doute perdu de son énergie. De plus les plaques ayant été atteintes et en partie détruites, c'est sur les follicules qu'il se porte. Dans quelques cas la rechute étant très grave, on trouve d'énormes plaques, tuméfiées, dures et sillonnées d'ulcérations.

Quant au siège topographique de la lésion, il y a désaccord. Les uns, comme Murchison, la localisent dans l'iléon, toujours au-dessus des premières. C'est vrai. Mais nous avons remarqué que les follicules étaient plus serrés au voisinage de celles-ci que plus haut.

Bucquoy a rencontré au moins une fois dans le cœcum des ulcérations, qui, ainsi que le démontre l'examen histologique, étaient identiques avec celles des plaques de Peyer. Il y avait des ulcérations semblables dans le colon et même jusqu'au rectum. Malmsten, Willis ont noté un fait semblable. Homolle parle de colites ulcéreuses qui ne seraient pas de nature typhoïde. Nous publions plus loin **une** observation, qui a quelque rapport avec cette question.

Sur l'évolution du processus typhique lui-même, nous avons peu de chose à faire remarquer. La marche et la succession des périodes est la même que dans toute autre fièvre. Quelle est la durée relative de ces phases : infiltration, élimination et ulcération? Nous ne pouvons l'évaluer d'une façon certaine. Dans plusieurs observations on signale au septième jour un commencement d'ulcération ; le sillon d'élimination est bien dessiné, profond même, et l'on voit qu'il aurait suffi de peu de temps pour détacher l'eschare. Quant à l'évolution totale, elle nous semble devoir être rapide.

Y a-t-il toujours ulcération? C'est douteux. Pour le dire

on ne peut s'appuyer sur des autopsies, les malades devant
guérir dans ces sortes de cas. Mais il est certain que tous
les follicules n'arrivent pas au dernier degré de l'inflammation. Ceux-là éliminent l'exsudat par régression.

Les vestiges de la première manifestation typhique sont
bien nets, lorsque la mort a lieu dans les premiers temps
de la rechute. Presque toujours on voit des ulcères à fond
plat où l'on distingue les fibres des muscles lisses. Les
bords taillés obliquement indiquent qu'ils sont en voie de
réparation. Quelques-uns présentent des fragments de
muqueuse mortifiée, qui sont plus ou moins adhérents.
D'autres fois le fond des ulcères n'est formé que par la
séreuse péritonéale. Murchison a publié l'observation d'un
malade qui au sixième jour d'une rechute est mort d'une
perforation intestinale en vingt-neuf heures, et à l'autopsie
duquel on trouva deux larges perforations l'une à 35 cent.,
l'autre à 90 cent. au-dessus de la valvule. Il y avait deux
litres de liquide fécal dans le péritoine.

Lorsqu'il y a deux rechutes successives, ainsi que Maurice Raynaud, Bucquoy l'ont observé, y a-t-il deux enté-
rites folliculeuses correspondantes, ce qui porterait à trois
le nombre des poussées. Nous trouvons dans une leçon de
Raynaud l'observation d'une malade qui succomba à une
deuxième rechute de fièvre typhoïde : « Chez notre malade
il y a trois sortes de lésions : 1° des plaques manifestement
récentes qui datent des premiers jours de la fièvre typhoïde ;
2° des plaques cicatrisées qui sont évidemment le fait de la
première atteinte ; 3° enfin des plaques dont l'altération
est d'une date intermédiaire, et qui me paraissent remonter
à la deuxième évolution de la maladie.

Nous devons à l'obligeance de notre excellent collègue et ami de Molènes de pouvoir publier l'observation suivante de rechute, avec autopsie.

OBSERVATION I

Fièvre typhoïde ataxo-adynamique, d'intensité moyenne. — Rechute grave au bout de dix jours de convalescence. — Mort par collapsus. — Autopsie.

Claude L..., 26 ans, égoutier, entre le 24 octobre 1882, salle Bichat, lit 26, à l'hôpital Saint-Antoine, dans le service de M. Mesnet.

Cet homme qui est à Paris depuis onze mois, n'a jamais fait de maladie grave. Il est malade depuis une huitaine de jours : céphalalgie, perte de l'appétit, courbature, épistaxis, diarrhée.

Le jour de son entrée, il est très abattu, et présente tous les signes d'une fièvre continue à la période d'état, le neuvième jour environ. Sur le ventre et la poitrine, on voit des taches rosées lenticulaires assez nombreuses. T. 40°,2.

Le 25. — Agitation et délire la nuit. Abattement ce matin ; peau chaude, légère moiteur. T. 39°,6.

Le soir, T. 40°,2.

Le 27. — Atténuation des symptômes.

Le 30. — Quinzième jour. Les taches ont presque toutes disparu ; la fièvre tombe assez régulièrement, mais lentement.

T. le matin, 38°,5.

T. le soir, 38°,8.

Le 31. — Ce soir la température atteint encore 39°.

Le 3 novembre. — Dix-neuvième jour. L'apyrexie est complète. T. m. 36°,6.

On permet des potages.

Le 8. — Alimentation par pain, œufs et un peu de viande.

Le 11. — Depuis le 9, la température se maintient entre 36° et 37° ; le malade est en pleine convalescence. On cesse de prendre la température.

Le 13. — Le matin, L... était comme à l'ordinaire, mais au soir, il n'a pas voulu manger, il a vomi ; la face est rouge, empourprée. Pas de frisson. T. 40°.

Le 14. — Purgatif au matin. T. 38°,8. Le soir. T. 39°,6.

Le 17. — Quelques taches se montrent sur l'abdomen. La température est, le soir, assez élevée et atteint 40°. Ce matin, elle est retombée à 38°,8.

Mais le ventre est ballonné ; les nuits sont mauvaises, agitées ; délire, rêvasserie ; les journées sont plus calmes. La langue est rouge au bord ; elle est un peu sèche. Il n'y a pas eu d'épistaxis. Plusieurs selles liquides par jour. Peu de congestion pulmonaire. T. s. 39°,6.

Le 19. — La température baisse sensiblement. Hier soir elle n'était que de 39°, mais ce matin petite rémission, 38°,8. Il n'y a pas d'amélioration. Nuit mauvaise, le soir 40° ; prostration.

Dans la nuit l'état d'affaissement s'aggrave et le malade meurt sans avoir présenté aucun phénomène nouveau. C'est le septième jour de la rechute (36ᵉ de la maladie).

Autopsie. — Le cadavre est très maigre.

Cavité abdominale. Le péritoine est sain.

Intestin. — Dans les deux derniers mètres, on trouve la muqueuse soulevée en de nombreux endroits par des saillies mamelonnées, dont quelques-unes presque de la grosseur de la pulpe du doigt, et qui paraissent être des follicules clos, gonflés par les exsudats.

Éloignés les uns des autres dans les parties les plus élevées, plus bas ils sont presque confluents.

Leur couleur est rosée ; le sommet de quelques-uns est exulcéré et coloré en jaune par le liquide intestinal. Entre ces follicules et surtout à leur pourtour la muqueuse est fortement injectée. Ces follicules se pressent en grand nombre du côté de la valvule; on en trouve dans le cœcum une douzaine environ qui commencent à ulcérer.

Sur le fond rouge et mamelonné de la muqueuse intestinale, tranchent par leur pâleur mate les plaques de Peyer. Auprès de la valvule, sur une étendue de vingt cm. elles représentent des ulcérations en voie de réparation. A leur niveau l'intestin est moins épais ; elles sont bordées par un rebord légèrement saillant. On remarque que ces ulcérations font partie de plaques qui n'ont pas dû être mortifiées en totalité ; car les parties amincies se continuent avec d'autres plus épaisses, et l'ensemble dessine bien une plaque de Peyer. Entre ces ulcérations existent des follicules récents. En remontant l'intestin, on trouve des plaques pâles, dures, un peu épaissies, plus opaques par transparence, à surface bleuâtre, et qui là nous semblent être des follicules agminés, dans lesquels l'inflammation s'est terminée par régression. On en compte huit de la sorte.

Les ganglions mésentériques sont volumineux et mous.

La rate est grosse, molle, congestionnée.

Rien de notable dans les autres organes, foie, rein, estomac, cœur et poumons.

Le cerveau n'est pas examiné.

En résumé, deux attaques successives de fièvre typhoïde, toutes les deux intenses, et caractérisées par du délire et de l'adynamie. La première n'a pas été très longue, puisqu'elle n'a guère duré que de 19 à 21 jours. La seconde a été courte et a enlevé rapidement le malade. L'intervalle de convalescence a été de dix jours. La rechute n'a pas eu de causes apparentes.

A l'autopsie on trouve deux éruptions d'âge différent, la première a porté surtout sur les plaques de Peyer ; la deuxième sur les follicules clos. Ayant assisté à l'autopsie, nous avons pu voir et noter ce fait intéressant.

Les lésions autres que celles de l'intestin sont plus ou moins variables. Les ganglions mésentériques sont engorgés ; mais il est difficile de distinguer ceux qui le sont depuis peu.

La rate a été trouvée grosse. On y a trouvé des infarctus.

Le foie et les reins sont congestionnés, quelquefois grais-
seux.

Les poumons sont plus ou moins engorgés, même splé-
nisés.

Le cœur est mou, d'un rouge un peu jaunâtre ; le sang
qu'il contient est épais, visqueux et ne s'est pas pris en
caillot.

Si l'on a signalé plusieurs fois la péritonite par perforation,
Serres a publié une observation avec autopsie, où il avait
trouvé une péritonite enkystée, sans perforation intestinale.

On a noté aussi des abcès de la paroi du colon avec des
adhérences au foie (Murchison).

Une lésion, qui est plus fréquente mais qui est simple-
ment une coïncidence, c'est la tuberculose pulmonaire.
Elle peut se développer pendant la convalescence. Comme
il existait des ulcérations intestinales, on a trouvé par
l'examen histologique que ces ulcérations n'étaient pas de
nature tuberculeuse.

SYMPTOMES

Dans les jours qul précèdent la rechute on ne remarque habituellement aucun signe précurseur. La température est parfaitement régulière ; le sommeil est bon ; l'appétit vif ; le malade bien disposé se plaint souvent de l'insuffisance de la nourriture ou du séjour au lit. Quelquefois même le malade en état de parfaite convalescence a quitté l'hôpital.

On a signalé des phénomènes qui pouvaient faire prévoir cet accident. Constantin Paul a noté la défervescence rapide de la première fièvre. Mais Cadet de Gassicourt a fait voir que c'était loin d'être absolu. Bourneville a écrit que l'irrégularité de la température était un symptôme de rechute prochaine. D'après nos observations, ce serait l'exception. Des épistaxis fréquentes pendant la défervescence ont été observées, et pouraient être un indice, si on ne les avait pas observées dans d'autres cas où il n'y eut point de rechutes, et où on les a considérées comme favorables. Des vomissements répétés, un seul quelquefois ont annoncé et précédé la rechute de quelques heures, de quelques jours. Ces accidents ont pu être pris au premier abord pour des indigestions. Des malaises, la diminution de l'appétit, un sentiment de lassitude, un sommeil troublé, de la pesanteur d'estomac, quelques douleurs dans le ventre, de la diarrhée, une épistaxis la veille, sont encore des symptômes avant-coureurs.

Si pendant la convalescence on a noté que les selles, quoique peu fréquentes et régulières, restaient diarrhéiques, on a dit aussi qu'il y avait de la constipation. Mac-Lagan a même donné ce fait comme un argument en faveur de la réinfection du malade par le séjour dans l'intestin des détritus de l'inflammation. Qu'y a-t-il de plus commun dans la convalescence que la constipation et même la constipation opiniâtre, sans aucun accident?

Donc tantôt la rechute survient sans prodrômes. Tantôt quelques phénomènes semblent bien la faire soupçonner ; mais ils n'ont rien de constant et n'ont par suite aucune valeur séméiologique.

Y a-t-il des circonstances qui puissent faire prévoir que la rechute n'aura pas lieu? On les a cherchées dans les phénomènes qui, accompagnant habituellement la fin des maladies aiguës, sont considérés comme des phénomènes critiques. S'il y a des maladies à crises, la fièvre typhoïde n'en est pas. Si des évacuations alvines d'une abondance et d'une nature auxquelles on était loin de s'attendre (Chomel), si des sueurs copieuses, si une hémorrhagie intestinale ont annoncé la fin de la fièvre, tous ces accidents n'ont pas plus de valeur que les épistaxis dont nous parlions plus haut, que les eschares au sacrum, etc.

On a dit qu'il y avait une vraie et une fausse convalescence, et l'on a voulu donner les signes de la vraie convalescence. Quoique la convalescence soit un état difficile à définir, la définition classique, bien que vague, exprime bien ce que l'on entend par cet état « qui est intermédiaire entre la maladie qui n'existe plus et la santé qui n'existe pas encore. » A quel moment peut-on dire que la maladie n'existe plus ?

C'est bien incertain. Que l'on en juge par ce qui se passe dans la scarlatine. Après un mois, six semaines de convalescence, la maladie semble bien ne plus exister, et cependant n'est-elle pas la cause des néphrites dites scarlatineuses. Ce n'est donc pas en se fondant sur les symptômes de la convalescence que l'on peut juger de la disparition totale de l'affection, qui caractériserait la vraie convalescence. S'il est malaisé de dire à quel moment la convalescence finit, il n'est pas moins diffficile de dire quand elle commence.

A. Chauffard a présenté comme symptômes de convalescence franche les abcès multiples et la diurèse critique. Il ne les aurait jamais vus chez ceux qui ont subi une rechute. Bien plus, dans deux cas ce n'est qu'après la deuxième évolution morbide accomplie que la diurèse critique s'est montrée. « Ces abcès multiples et cette diurèse subite, dit-il, sont des procédés énergiques de dépuration humorale. » Quelque séduisant que soit cet exposé qui mérite toute attention par son intérêt nous ne pouvons l'approuver complètement. Griesinger cite un fait de rechute pendant l'éruption furonculeuse. On en trouve un autre dans la thèse de Serres. Chez trois de nos malades nous avons remarqué des urines parfaitement limpides, et chez l'un d'eux au moins elles étaient très abondantes (Obs. XI, XIII, V).

En résumé la certitude de l'état de convalescence peut être établie sur un ensemble de symptômes qui indiquent la fin de l'évolution des lésions et le commencement de la restauration de l'organisme. Celui qui les domine tous, c'est le retour de la température à la normale. Nous ne pouvons

être de l'avis de Bernheim qui admet l'état de convalescence avec 39° de température le soir, si le malade a de
l'appétit, que les selles sont normales et le sommeil bon.
Pour Griesinger, c'est là un des signes les plus importants.
« La pleine et entière convalescence dans la fièvre typhoïde
n'est admissible que quand la température présente le soir
une apyrexie complète. » N'est-ce pas en effet principalement sur la marche de la température que l'on se règle
pour diriger l'hygiène et le régime du typhique convalescent ?

Quoi qu'il en soit, nous croyons pouvoir dire que c'est
ordinairement brusquement, en pleine convalescence que
la rechute vient surprendre le malade et le médecin.

A quelle époque ?

La date de la rechute a des limites assez variables. Elle
aurait lieu le deuxième et même le premier jour de la convalescence (Michel). La plus éloignée aurait apparu le
trente et unième jour, suivant le même auteur. Pour 19
cas qu'il réunit, la moyenne de la durée de la période
intercalaire serait de 10, 6 jours. Le plus fréquemment elles
ont lieu du quinzième au dix-septième jour. — Pour trente
hommes Murchison trouve une moyenne de 10,9 ; pour
vingt femmes, celle de 11,76 ; pour la totalité, 11,27.
L'interruption la plus courte a été de trois jours, la plus
longue de vingt-cinq. Le plus habituellement, elles ont
lieu du 8ᵉ au 15ᵉ jour. — Sur dix-neuf observations
inédites de la thèse de Guyard nous trouvons une moyenne
de 8.4 ; il s'agit presque exclusivement d'enfants. — Dans
nos quinze observations la moyenne a été de 10 jours.
Ainsi donc nous dirons avec Murchison, Raynaud, Buc-

quoy, que la rechute débute du huitième au quatorzième jour ou quinzième.

Le début de la rechute est toujours identique : il est rapide, et le phénomène principal est l'élévation de la température. Le plus ordinairement la température est très haute. Il est exceptionnel qu'elle ne dépasse pas 39° au bout de trois jours ; dans ces cas on aura affaire à une forme très atténuée de rechute, dont les observations II et III sont des exemples. Nous les donnons immédiatement pour ne pas nous répéter. On verra que le début de la rechute a débuté par une élévation de température de 1°,5 à 2°, atteignant d'emblée le chiffre de la moyenne des températures vespérales suivantes.

Observation II (personnelle).

Fièvre continue bénigne prolongée ; convalescence sept jours ; rechute
treize jours, bénigne (résumée).

Th. Pierre, 32 ans, journalier, est entré à la salle Louis, lit n° 24, le 24 janvier 1882, dans le service de M. d'Heilly à l'hôpital Saint-Antoine.

Il raconte qu'il est souffrant depuis trois semaines, et que ne pouvant plus travailler depuis plusieurs jours, il demanda à entrer à l'hôpital. Il a perdu l'appétit, a eu des maux de tête, a été plusieurs nuits sans dormir. Pas de diarrhée, pas d'épistaxis. Il s'est purgé trois fois.

Cet homme a eu autrefois des rhumatismes. Il a un léger souffle d'insuffisance à la pointe. Ce souffle n'a pas varié pendant la durée de la fièvre.

Pas de taches rosées, la rate n'est pas grosse. Pas de râles dans les poumons.

Par exclusion, M. d'Heilly pense à une fièvre continue probable, que la marche des accidents a confirmée.

Du 24 janvier au 4 février, grandes oscillations et retour de l'appétit, qui devient très vif, on permet des potages, des œufs.

Du 5 au 19 février, la température oscille autour de 38° très irrégulièrement. Le malade paraît cependant en convalescence ; il mange un peu ; mais à cause des élévations de température, on lui fait donner du lait, des potages, et peu de viande.

Il mange clandestinement ; après la visite d'un parent, on trouva en sa possession du jambon, des pommes. Il avoue en avoir mangé une partie ; on apprend en même temps que ses voisins aidaient à tromper la surveillance.

Du 19 au 26, période de convalescence bien dessinée, quand sans motif le 26, la température matin 37°,4 est le soir à 39°,2, et de ce jour au 11 mars, les températures vespérales sont successivement 39°,6, 39°, 39°,2, 39°,4, 38°,7, 39°, 39°,6, 38°,7, 39°,8, 39°,4 38°, 38°, 37°,6. Deux grandes oscillations analogues à celles de la première période ont marqué la fin de la rechute.

Quelques râles sibilants pendant deux ou trois jours, constipation, légère tension du ventre, un peu d'insomnie et de céphalalgie, langue humide, légèrement blanchâtre, voilà tous les symptômes. Pas de taches rosées. Traitement, vin de quinquina. Régime : lait, bouillon, limonade vineuse.

La seconde convalescence a été très franche, a marché rapidement.

La durée de la maladie a été de 46 jours à l'hôpital, et de 15 à 20 jours au dehors, total 60 à 66 jours.

La durée de la rechute a été de 13 à 14 jours.

OBSERVATION III (personnelle)

Fièvre typhoïde d'intensité moyenne ; 17 jours de convalescence ; rechute bénigne 14 jours.

Le nommé B... Gabriel, 21 ans, ébéniste, est entré le 6 juin

1882 salle Louis, lit 29 à l'hôpital Saint-Antoine, dans le service de M. d'Heilly.

Etant absent au moment de l'entrée du malade nous n'avons pas les détails de l'observation.

D'après la courbe qui est entre nos mains, et d'après les renseignements, la fièvre ne s'est pas élevée beaucoup. Elle n'a atteint 40° qu'un jour ; elle a oscilié entre 39° et 40°. Le malade étant affaissé, on lui a fait chaque jour une lotion. Traité par les toniques.

Le dixième jour de son entrée, étant déjà en défervescence, il eut des sueurs assez abondantes, précédées d'un léger frissonnement.

Du 17 juin au 4 juillet, la température est régulière, et ne varie que dans de faibles limites, de 36°,4 à 36°,7 le matin et de 36°,7 à 37°,2 le soir.

La température a été prise exactement jusqu'au jour de la rechute.

Ainsi le 1er juillet T. m. 36°,7, s. 37°.
2 — T. m. 36°,5, s. 37°.
3 — T. m. 36°,6, s. 37°.
4 — T. m. 36°,4, s. 36°,9.
5 — T. m. 36°,9, s. 39°,1.

C'est le jour du début de la rechute, aucun phénomène saillant.

La température est rémittente. Le matin elle est de 37°,2 à 37°,6 ; le soir de 38° à 38°,5. Les oscillations varient de un à deux degrés. Perte de l'appétit ; pas de diarrhée, nuits bonnes, abattement. Le malade reste couché et éprouve comme une grande fatigue. Nous le voyons au cinquième jour de sa rechute. Nous ne trouvons et n'avons pas trouvé ensuite de taches.

A partir du 15 juillet, les oscillations diminuent d'étendue ; le 16, l'appétit revient, et commence à être impérieux. Le 20, la température est complètement normale. On peut considérer le malade comme convalescent depuis deux jours.

Température de la rechute à partir du 5 juillet.

Jour	5	6	7	8	9	10	11	12
Soir	39°,1	38°	38°,5	38°,7	38°,5	38°,5	39°,2	39°,2
Mat.	36°,9	37°,5	37°,1	37°,2	37°,5	37°,1	37°,9	37°,5

Jour	13	14	15	16	17	18	19	20
Soir	38°,7	39°,5	38°,2	38°,2	37°,7	37°,5	37°,2	37°,2
Mat.	37°,5	37°,2	37°,2	36°,4	36°,7	36°,7	36°,2	36°,6

La seconde atteinte a été bénigne comme la première. Le type de la température diffère dans les deux très sensiblement. La première fois, elle est un peu irrégulière et n'a que de faibles oscillations ; la seconde, rémittente. Il n'y a pas eu de taches rosées. Aucune complication n'existait pendant cet état fébrile.

A cette forme bénigne de rechute, nous pouvons opposer la forme la plus complète, celle qui reproduit exactement le tableau entier de la fièvre typhoïde classique. La fièvre monte régulièrement par oscillations et atteint 40° au 3ᵉ ou 4ᵉ jour ; ce n'est que le 6ᵉ ou 7ᵉ jour, lorsque la période ascensionnelle est précédée de une ou deux élévations vespérales avec retour à la normale le matin. Puis la fièvre se maintient élevée pendant les quatre jours suivants, descend un peu et remonte pendant 7, 8, 10 jours, en formant un plateau de 12 à 19 jours, qui présente une dépression à un moment donné. Puis la dégénérescence survient qui se fait très régulièrement par cascade. Cette période peut durer de cinq à huit jours, prolongée quelquefois par une reprise inattendue, mais de deux à trois jours seulement.

La marche dans la température, ainsi qu'on l'a fait remarquer, représente dans ces cas la marche type de l'évolution régulière de l'empoisonnement typhique.

Quant aux autres symptômes, ce sont les mêmes que ceux de toute autre fièvre typhoïde. Ils sont aussi accentués. C'est à ces rechutes que l'on voudrait donner le nom de récidives. Telles sont les deux observations qui suivent. On verra qu'elles sont très graves. C'est dans ces cas que l'on observe des congestions pulmonaires intenses, du délire, de l'agitation, et que l'on peut voir la mort survenir par l'intensité des symptômes (V. Obs. I).

OBSERVATION IV (inédite)

Fièvre typhoïde grave, adynamique, 20 jours; convalescence, 10 jours; rechute grave plus violente que la 1re atteinte, 21 jours. (Due à l'obligeance de mon excellent collègue et ami Lejard).

La nommée Boyer, Julie, 16 ans, mariée à 15 ans, est entrée le 18 février, salle Rostan, lit n° 7, dans le service de M. Gouraud, à l'hôpital Saint-Antoine.

Souffrante depuis quinze jours, refroidissement. Epistaxis il y a quatre jours, diarrhée il y a trois jours, céphalalgie, bourdonnements d'oreille.

Douleur dans la fosse iliaque droite, sans gargouillement. Pas de taches rosées. Langue humide, sale, tremblotante.

Rien au poumon ni au cœur. Pouls dicrote, 120.

Habite Paris depuis trois mois. T. s. 39°.

19. — T. m. et s. 39°,2.

20. — T. m. 39°,2, s. 40°,4.

Diarrhée. Surdité. Rougeur au sacrum. Pouls plein, régulier, dicrote. Congestion bronchique.

21. — T. m. 40°,2; s. 39°,4.

22. — T. m. 40°,2; s. 40°,4. Peau chaude, sèche; étourdissement, surdité, respiration rude, sans râle, quelques taches rosées; pouls 108. Lotion.

23. — T. m. 38°, s. 38°,6.

24. — T. m. 38°, s. 39°.

Taches rosées rares, un peu de diarrhée.

25. — T. m. 38°,6, s. 38°,8.

26. — T. m. 39°,4, s. 39°

27. — T. m. 38°, s. 38°,2.

28. — au 1er mars et du 1er au 2. Grandes oscillations de 2 degrés, puis jusqu'au 11, la température se maintient de 36°, à 36°,5.

Etat général excellent ; bon appétit. La malade se lève et descend au jardin.

12. — T. m. 36, s. 37°,2, frissonnement après avoir été exposée au soleil pendant une heure et demie. Malaise le soir ; langue chargée. Début de la rechute.

13. — T. m. 36°, s. 37°,4.

14. — id. id.

15. — T. m. 37°,4, s. 39°,4.

16. — T. m. 39°,2, s. 40°,2, ascension rapide.

17. — T. m. 40°, s. 40°,2 ; langue sale, diarrhée ; pas de douleur ni de gargouillement dans la fosse iliaque droite ; sulfate de quin. 1 gr.

18. — T. m. 40°, s. 40°,2.

19. — T. m. 39°,6, s. 39°,2.

20. — T. m. 38°, s. 39°,6 ; sulf. quin. 1 gr.

21. — T. m. 39°, s. 40°,2 sulf. quin. 1 gr. Langue blanc jaunâtre, rales sous-crépitants et sibilants en arrière à gauche.

22. — T. m. 39°,8, s. 39°,6. Pot. ext. quinquina. 4 gr.

23. — T. 39°,4, s. 40°,2. Taches rosées (?) Diarrhée, céphalalgie.

24. — T. m. 39°,4. Taches rosées (?) Nuage d'albumine.

25. — T. m. 39°, s. 40.

26. — T. m. 38°,6, s. 39°,4 ; sulf. quin. . 0 gr., 50.

27. — T. m. 38°,2, s. 38°,6. id. id. la défervescence continue lentement jusqu'au 2 avril. A partir de ce jour jusqu'au 11, la température se maintient au-dessus de 37°. Exeat le 29 avril. Guérie.

La rechute présente les trois stades de la fièvre typhoïde très bien dessinés. La rechute a été aussi longue et plus grave que la première manifestation. Dans les deux, les symptômes ont été ceux des fièvres adynamiques.

Observation V (personnelle).

Fièvre typhoïde grave ; congestion pulmonaire ; durée dix-huit jours ; convalescence quatorze jours ; indigestion ; rechute plus grave que la première atteinte ; congestion pulmonaire ; adynamie, dix-neuf jours. Volumineux abcès de la cuisse gauche pendant la convalescence. Guérison.

Fr. Jules, 23 ans, marbrier, entre à la salle Louis, n° 5, hôpital Saint-Antoine, service de M. d'Heilly, le 19 octobre 1882.

Il est au huitième jour d'une fièvre typhoïde qui paraît devoir être assez grave. Maux de tête, insomnie ; tremblement très accentué de la langue et des lèvres ; paroles bégayées ; tremblement des mains. Langue jaunâtre, un peu sèche. Pas d'épistaxis.

Diarrhée, tension du ventre, taches peu nombreuses ; douleur et gargouillement dans la fosse iliaque droite.

Toux ; crachats muqueux ; congestion pulmonaire, râles sous crépitants, muqueux et sibilants surtout aux bases des deux côtés.

Peau chaude et sèche. T. 39°,5 ; p. 108.

Est à Paris depuis trois ans.

20. — T. m. 38°,7 ; s. 39°,7. Forte congestion pulmonaire ; quarante ventouses sèches dans l'après-midi. Potion Tood ; café.

Purgatif ; eau de sedlitz.

21. — T. m. 38°,9 ; s. 40°,9. Ps. 116. Même état.

22. — T. m. 39,°1 ; s. 40°,2, même état ; langue plus sèche ; un peu de céphalalgie ; sub-délirium.

23. — T. m. 38°,7 ; s. 39°,7. Même état. Épistaxis.

24. — T. m. 39° ; s. 39°,7. Plus calme ; a reposé assez bien cette nuit. Le soir dyspnée, congestion pulmonaire surtout à droite. Ps. 112.

Sirop d'éther ; quarante ventouses sèches.

25. — T. m. et s. 38°,9. Ventouses.

26. — T. m. 39° ; s. 39°,5. Ventouses.

27. — T. m. et s. 39°. Ventouses. L'état général est meilleur ;

la diarrhée a presque cessé ; il n'y a plus de taches rosées ; seule la congestion pulmonaire, à droite principalement, se maintient.

28. — T. m. 37°,5 ; s. 37°,9. Épistaxis.

Le malade demande à manger. La langue est bonne ; le ventre est souple.

Deux potages.

29. — T. m. 37°; s. 37°,9. P. 84.

30. — Début de la convalescence.

1ᵉʳ novembre. — Œufs ; potage.

3. — Œufs, pain, potage.

5. — Côtelette. Excellent état. Urines limpides et abondantes. Besoin fréquent d'uriner.

13. — Mauvaise nuit, vomissements répétés par trois fois ; coliques sans diarrhée. T. 39°,9, P. 96. Cependant le malade était bien hier soir ; il avait la peau fraîche ; il avait dîné avec appétit. Il n'a, dit-il, fait aucune imprudence. On pense cependant à une indigestion. Ce n'est que trois jours après que l'on a appris qu'un voisin complaisant avait complété son dîner. C'est alors que le malade avoue que dans la soirée il avait satisfait tout son appétit. T. s. 40°. Épistaxis.

Purgatif ; diète.

14. — T. m. 39°; s. 40°,4. La rechute n'est pas douteuse.

La nuit dernière a été agitée; ce matin la malade est fatigué, abattu. La diarrhée provoquée par le purgatif a continué cette nuit.

Douleur et gargouillement dans la fosse iliaque droite. Langue bonne. Pot. Tood.

15. — T. m. 39°,1 ; s. 40°. L'état de stupeur est plus accentué. Congestion pulmonaire.

Diarrhée. Insomnie.

16. — T. m. et s. 40°. Lotion. Sulf. de quin. 1 gr.

17. — T. m. 39°,2 ; s. 39°,6. On compte cinq taches lenticulaires sur l'abdomen. Congestion pulmonaire intense, ventouses ; sirop d'éther. Lotion.

18. — T. m. 38°,7; s. 39°,7. P. s. 92. Même congestion : ventouses.

Le soir oppression ; sinapismes.

19. — T. m. 39°,5 ; s. 39°,9. Ventouses.

20. — T. m. 38°,9 ; s. 39°,5. Moins de congestion.

21. — T. m. 38° ; s. 39. Les nuits commencent à être meilleures ; les symptômes généraux s'amendent. Tremblement des mains très prononcé. Pas de diarrhée. Amaigrissement considérable. Le malade boira beaucoup de lait, deux litres au moins.

22. — T. m. et s. 39°.

23. — T. m. 38°,2 ; s. 40°. Oppression, dyspnée. P. 92.

Râles nombreux dans le poumon droit. Ventouses, sulf. de quin. 1 gr.

24. — T. m. 37°,5 ; s. 39°,7. Sulf. de quin. 1 gr.

25. — T. m. 38°,7 ; s. 39°,9. Sulf. de quin. 1 gr.

26. — T. m. 38°,5 ; s. 38°,9. Sulf. de quin. 1 gr.

27. — T. m. 37° ; s. 38°,7. P. 82.

28. — T. m. 37°,3 ; s. 38°2.

29. — T. m. 37°,5 ; s. 39°,2.

30. — T. m. 37°,7 ; s. 38°,8.

1 Décembre. — T. m. 37°, s. 38°.

2. — T. m. 37° ; s. 37°,4. Début de la convalescence. Amaigrissement considérable du malade.

Appétit peu prononcé.

7. — Convalescence traînante ; les forces reviennent lentement.

13. — Il se plaint de souffrir dans la cuisse gauche. Une saillie de la grosseur d'une amande molle et fluctuante ; c'est un abcès ; la peau n'est pas rouge, ni amincie. Cataplasmes. — T. s. 38°.

14. — Ouverture de l'abcès. Il sort une quantité considérable de pus mêlé de sang. Un stylet est conduit profondément en haut vers la racine de la cuisse, l'ouverture étant à 25 centimètres environ de l'épine iliaque antérieure et supérieure. Il n'y avait pas d'œdème de la peau, pas de tumeur dont le volume indiquât la présence d'une aussi

grande quantité de pus, qu'on peut évaluer à 200 grammes. Lavage à l'acide phénique. Drain. — T. m. 37°,2, s. 37°,4.

24. — On enlève le drain ; la suppuration a diminué.

31 décembre. — L'abcès n'est pas encore guéri. Le malade est toujours très maigre. Il mange bien ; les forces reviennent. Il ne se lève pas encore.

Le malade est en voie de guérison. Nous quittons à ce moment le service.

Au 25 janvier nous apprenons que le malade est parti à Vincennes.

Nous avons à faire ici les mêmes remarques que dans l'observation précédente. Aux deux atteintes, même forme de fièvre ; la seconde étant aussi longue et plus grave que la première.

Nous venons de voir les deux formes les plus rares de la rechute, la forme la plus bénigne et la forme la plus grave.

Le plus ordinairement la rechute débute sans oscillations préalables par une ascension considérable de température qui du matin au soir monte de 36°,7 à 39°,3 et atteint le lendemain 40°,5 après une légère rémission de quelques dizièmes. D'autres fois l'élévation de température débute le matin ; le malade était bien la veille. Pendant la nuit il a eu des vomissements, une sorte d'indigestion et la température axillaire est à 40°. Dans un troisième cas, la température monte également d'un seul trait à 40° ; le matin de ce jour là, il n'y a pas eu de rémission, de sorte que pendant vingt-quatre à trente-six heures, la température a subi une ascension progressive, continue, sans rémission apparente, d'après le relevé biquotidien. On remarque que dans ce cas la température a été indécise pendant les jours précédents; elle avait une tendance à monter. C'est un feu qui couve et éclate tout à coup. Cette période prodromique ne peut être notée, si l'on ne prend régulièrement la température ; elle manque réellement dans certaines observations. Le saut brusque de la fièvre est très remarquable. Nos observations concordent avec celle de Bucquoy (1878). « C'est souvent après un temps très court que la température maximum est atteinte. » « Cela ne ressemble en rien à la période ascendante de la fièvre typhoïde ordinaire. »

L'aspect du malade suffit à faire pressentir la rechute que confirme un examen plus approfondi. Le changement qui s'est opéré dans la physionomie, le regard, l'expression générale met sur la trace. La langue est bonne cependant, mais elle tremblote ; le pouls bat à 92, 96, dépassant rarement 100 pulsations. La peau est chaude, moite. Souvent il y a des vomissements ; c'est un fait noté généralement. L'epistaxis se voit. Le malade refuse une nourriture que le matin encore il demandait avec instance. Il sent sa fièvre. Là se borne les symptômes des vingt-quatre premières heures. Bien rarement il y a quelques coliques, un peu de diarrhée. Il y a aussi de la céphalalgie ; plus rarement de l'insomnie. Le sommeil est un peu agité ; mais on ne voit pas cette insomnie pénible, dont les typhiques se plaignent si fréquemment.

On peut ranger sous trois questions les symptômes qui caractérisent la rechute, ce sont la fièvre, les taches rosées et l'état général.

La fièvre consiste essentiellement dans les variations de

la température et celles du pouls. Il y a là deux facteurs dont il faut également tenir compte.

La température à la période d'état se comporte régulièrement. Elle se maintient autour de 40° le soir, de 39° le matin ; tantôt les oscillations sont plus grandes encore. Vers le cinquième jour, on voit la couche présenter une dépression que nous avons déjà notée plus haut, et qui peut ou persister pendant six ou sept jours, ou au contraire être le commencement de la défervescence qui dure alors un septenaire environ.

A la dépression peut succéder une élévation nouvelle qui dure trois à quatre jours, puis défervescence rapide en deux jours. La dépression que nous signalons consiste seulement en ceci qu'un soir la température monte de 7 à 8 dizièmes moins haut que la veille : ou bien que la température du matin tombe sensiblement plus bas que la veille, entraînant un léger abaissement de température qui dure deux à trois jours.

En résumé, la courbe d'une rechute présente :

Une période d'ascension qui varie de vingt-quatre heures à trois jours.

Un période d'état qui dure de trois à douze jours.

Une période de défervescence tantôt lente, cinq à sept jours ; tantôt rapide, quarante-huit heures.

Il y a un rapport inverse entre la durée de la période d'état et la durée de la défervescence.

Si nous osions interpréter ce résultat, nous dirions que les follicules enflammés ne s'ulcèrent pas dans un cas, tandis dans l'autre, il y a élimination du petit bourbillon, qui se sépare au bout de dix à douze jours, et laisse une ulcération qui se répare promptement. Ce qui explique la rapidité de la chute de la fièvre.

Devons-nous insister sur le pouls? Tout ce que nous avons à en dire c'est qu'il suit assez régulièrement la température ; cependant pendant la convalescence il reste relativement à un chiffre plus élevé. Tandis que la température tombe à la normale et même au-dessous, le pouls ne quitte pas 70 à 80. Le pouls serait dicrote ou irrégulier dans certaines observations (Fuchs, Guyard). Nous avons noté une fois des irrégularités (obs. XII).

La durée totale de la fièvre varie de onze à quinze jours.

Les taches lenticulaires auxquelles on attache une si grande importance dans le diagnostic de la fièvre typhoïde ne sont pas constantes. Si leur présence est pathognomonique, leur absence ne prouve rien. Car dans la fièvre typhoïde courante, elles manquent quelquefois surtout chez les enfants. Lorsqu'elles paraissent c'est au quatrième ou cinquième jour qu'on les voit. Elles sont discrètes, durent trois à quatre jours, puis disparaissent. D'autres peuvent se montrer plus abondantes les jours suivants, jusqu'à la fin de la fièvre, après laquelle elles disparaissent rapidement. Rarement elles apparaissent le deuxième jour ; rarement aussi après le septième jour ou le huitième jour (obs. XIII).

Quant à l'état général, il est bon. Le malade a bien l'aspect typhoïde, mais atténué. La langue ne devient pas sèche, rugueuse, les narines ne sont pas pulvérulentes. L'abattement, la stupeur, l'immobilité des traits, le tremblement des lèvres, la céphalalgie dans la soirée, avec insomnie dans la première moitié de la nuit, l'état relativement bon au matin, l'aggravation vespérale, tel est l'état du malade pendant les huit ou dix jours de la période aiguë. La soif n'est pas vive.

Là congestion pulmonaire est très modérée. Ce que l'on observe le plus souvent, ce sont quelques râles sibilants, rares, disséminés, mieux perceptibles quand on fait tousser le malade. Aux bases on peut entendre quelques râles muqueux, mais on observe rarement des râles sous-crépitants, qui, par leur nombre, leur inégalité de volume et de timbre simulent une sorte de gargouillement, symptômes des congestions pulmonaires intenses. On ne voit point de pneumonies hypostatiques, ni de pleurésie.

Le catarrhe abdominal n'existe pas. La constipation est habituelle. Une fois il y a eu une diarrhée abondante. La douleur dans dans la fosse iliaque droite et le gargouillement que nous avons toujours cherchés ont manqué quelquefois ; le gargouillement le plus souvent. Le ventre a toujours été souple, modérément tendu. Nous n'avons pas trouvé que la rate fût volumineuse. Mais le fait a été souvent signalé. Lorsqu'il y a de la diarrhée, c'est qu'elle a été provoquée par un purgatif ; elle dure quelques jours, puis disparaît.

Les symptômes nerveux sont très peu prononcés. Les facultés intellectuelles sont mieux conservées, les réponses sont plus nettes que dans la fièvre typhoïde ordinaire. Pas de délire, pas de cauchemars. La sensibilité n'est pas ou peu émoussée.

Tels sont groupés les symptômes que nous avons observés communément. On voit qu'ils se réduisent à la constatation de l'état d'affaissement du malade, nous n'osons pas dire adynamie, le terme est trop fort. Puis lorsque vient la convalescence, ils disparaissent rapidement. Aussi pour caractériser d'un mot l'ensemble de la fièvre, nous dirons que nous avons eu affaire le plus souvent à la *forme abortive* de la fièvre typhoïde.

Voici en effet quels caractères Bernheim assigne à la fièvre typhoïde abortive.

« La fièvre typhoïde abortive a un début brusque ; période d'augment, un à deux jours ; période d'état, deux à quatorze jours ; période de déclin, vingt-quatre à soixante-douze heures. »

« Quand un individu est pris brusquement de fièvre intense avec ou sans frisson et que le premier ou le deuxième jour de fièvre la température est 40°, il est probable qu'il s'agit ou d'une fièvre typhoïde abortive, ou d'une maladie fébrile autre que la fièvre typhoïde. »

« Une température très-élevée pendant le premier septenaire, matin et soir, n'indique pas toujours une fièvre typhoïde grave et longue ; elle peut s'observer même dans les formes abortives. »

Ces propositions s'appliquent, on pourra en juger, aux observations que nous publions. Il n'y avait donc aucune tendance, ni à la prolongation de la maladie, ni à la gravité par congestions viscérales intenses, au moins dans les cas auxquels notre description a trait.

En résumé, début rapide, fièvre à marche régulière, durée courte, terminaison heureuse, telle a été la physionomie de la rechute dans la plupart de nos cas.

Mais ce tableau ne serait pas exact, si nous ne parlions des cas où il est survenu des complications qui ont modifié ces résultats. Ces complications n'ont rien de spécial à la rechute. Elles peuvent survenir pendant la rechute ou pendant la convalescence. Elles modifient dans le premier cas le pronostic, dans le second elles sont moins graves.

Murchison cite l'observation d'un de ses malades mort au sixième jour d'une péritonite par perforation, qui s'était déclarée vingt-neuf heures avant la mort. C'était le fait de la première atteinte. D'autres observations analogues ont été publiées, Trois autres malades de Murchison ont succombé à la péritonite, l'un à la péritonite par perforation ; deux à la péritonite consécutive à des infarctus de la rate. L'érysipèle de la face (Jenner), la péritonite enkystée (Serres), les ulcérations du larynx (Cornil), l'hémorrhagie intestinale abondante (Griesinger) ont emporté des malades dans le cours de la rechute. Guyard a vu des lypothymies, une faiblesse excessive fera craindre pour la vie des malades. Il a eu aussi des anasarques plus ou moins redoutables. D'après notre observation XVIII, il peut survenir une arthrite.

Pendant la convalescence, on voit des abcès sous-cutanés ; très exceptionnellement on a vu la mammite double (Brouardel), la périostite de deux tibias terminée par résolution (Balzer) ; des abcès de la paroi du gros intestin (Murchison) ; enfin la convalescence peut être entravée et la mort survenir par le fait d'une tuberculose pulmonaire préexistant ou se développant à cette période. La convalescence n'offre pas d'autre particularité.

Ce qui est plus intéressant, c'est de voir les points communs entre les deux manifestations typhiques, principalement leur durée relative et leur forme.

La durée de la rechute est courte ; le fait est généralement admis. « D'après mes observations, elle serait de une à deux semaines seulement (Bucquoy, 1878). » C'est à peu près aussi notre résultat. Comparée à celle de la première atteinte, elle est dans le rapport de un à deux ou de deux à trois. Dans le tableau de Murchison, la durée de chaque fièvre a été de 41 jours pour la première et de 21 pour la seconde, de 25 pour 14, de 24 pour 12, de 28 pour 15. Le rapport est à peu près constant. Plus la première manifestation est longue, plus la deuxième l'est. D'autres fois le rapport est inverse. Ainsi on trouve dans le même tableau, 27 pour la première et 39 pour la deuxième ; 21 pour 26, 16 pour 20. Enfin il y a égalité dans les deux cas. D. Espine et Picot citent un fait semblable ; nous-même en avons plusieurs. Rarement on a parlé de la brièveté de la rechute qui ne serait que de 4 à 5 jours. Nous n'avons pas vu de faits de cette sorte.

Nous avons dit que la rechute rentrait dans la catégorie des fièvres typhoïdes abortives. Dans ce cas la fièvre est le symptôme capital. Les autres symptômes ne sont qu'ébauchés. Mais ils ont une tendance à reproduire ceux de la première attaque ; c'est ce que l'on voit très bien dans les formes graves de la rechute. Dans nos observations I, IV, V, XII, XV, on voit la rechute prendre la même physionomie. Les rechutes sont à forme ataxo-adynamique, à forme thoracique comme les premières attaques. On pourra voir en suivant les températures, que la courbe dans les deux périodes fébriles successives présente les mêmes caractères. C'est aussi la conclusion de Michel : « La forme et les symptômes de la réversion ont été identiques à ceux de la première manifestation morbide. » C'est encore celle de Guyard.

ÉTIOLOGIE. — PATHOGÉNIE.

La rechute n'a pas de cause apparente ; elle est spon-
tanée. Voilà la règle. Tous les auteurs s'accordent là dessus, et c'est aussi ce que nous avons vu. Homolle a qua-
lifié d'erreur et Raynaud renie énergiquement l'opinion
qui donne aux écarts de régime une grosse importance.
C'est l'opinion ancienne. Grisolle, Trousseau les admettent comme causes occasionnelles fréquentes. Zimmermann
a observé « une rechute survenue à la suite d'un violent
écart de régime. » Notre observation V en est un exemple.
Ces exemples ne sont pas absolument rares. Aussi nous
semblent-ils trop exclusifs, les auteurs qui disent que jamais
un écart de régime n'a provoqué une rechute.

Une alimentation intempestive peut certainement provo-
quer la fièvre.

OBSERVATION IV (personnelle).

Fièvre typhoïde ambulatoire ; taches nombreuses ; apyrexie ; alimentation ;
fièvre transitoire. Guérison.

Blanc Jean, 16 ans, ébéniste, entre salle Louis, n° 27, le 28 septembre 1882 dans le service de M. d'Heilly, à l'hôpital Saint-Antoine.

Malade depuis six jours : lassitude, maux de tête, perte de l'appétit, langue blanche. Vient à l'hôpital, parce qu'il est très fatigué, ne
peut travailler et manque de soins chez lui.

Quelques taches ; légère douleur dans la fosse iliaque droite. Purgatif.

1er octobre. — Taches nombreuses sur le ventre et la poitrine. Pas de fièvre ; température hyponormale. Ne demande pas à se lever ni à manger.

7, 8, 9. — Il mange un degré, qu'on supprime le 9 au soir. Il a T. 39°.

10. — T. m. 38°,4, s. 39°,5 ; le 11 T. m. 37°,3, s. 40°,2 ; 12 T. m. et s. 39° ; 13 T. m. 37°,6 s. 38°,2 ; 16, apyrexie définitive (24e jour). Excat, guéri le 28 octobre. Il n'y a pas eu de nouvelles taches rosées, au moment fébrile. N'y avait-il là qu'une coïncidence ? Nous ne le pensons pas.

Le malade étant en puissance de rechute, l'indigestion fait éclater la fièvre, qui est d'autant plus forte d'emblée, que l'organisme soumis à de hautes températures pendant quinze, vingt jours, a acquis une disposition spéciale à fébriciter (Liebermeister, Bernheim). C'est ainsi que nous nous expliquons la brusquerie de l'élévation thermique.

Dans l'observation IV c'est à la suite d'une exposition prolongée au soleil et d'un léger frissonnement que la rechute a débuté. On a signalé également les fatigues musculaires, les émotions, le chagrin, l'ennui, les « mouvements de l'âme » (Griesinger), les visites prolongées aux malades, les cadeaux intempestifs des parents (Constantin Paul). Nous pourrions citer l'observation d'un jeune malade de seize ans qui avait le soir une élévation de température de cinq à huit dixièmes sur celle de la veille, lorsque sa mère venait le voir.

Trouvons-nous dans la fréquence des rechutes à certaines époques dans certaines conditions, quelque indice qui puisse nous mettre sur la voie de la véritable étiologie ? Les rechutes sont également fréquentes à tous les âges, et cela en rapport bien entendu avec la fréquence de la fièvre typhoïde. Les observations de Rilliet et Barthez ont trait à trois enfants. Dans la thèse de Jonor, il y a une observation de rechute chez une femme de 50 ans.

Le sexe n'a aucune influence. Murchison les a vues plus fréquentes chez les hommes, et Griesinger chez les femmes.

Le traitement n'a pas plus d'influence. Les malades que nous avons observés étaient traités par les toniques, l'alcool, le quinquina. Les rechutes ont été dans la proportion de 6 pour cent.

Notre collègue Boiteux écrit dans sa thèse : « On a cru remarquer que les rechutes étaient plus fréquentes depuis l'emploi des antipyrétiques. La proportion des rechutes est très variable en dehors de toute influence thérapeutique. »

La proportion des rechutes a varié de 3 pour 100 (Murchison), 6 pour 100 (Griesinger), 8 pour 100 (Hunnau), 10 pour 100 (Maclagan), de 12 à 19 pour 100 de 1872 à 1877 sur près de 1200 individus (Zimmermann).

Pendant l'année 1873, Colin a signalé la fréquence des rechutes.

L'épidémie de Nancy (déc. 1881 et janv. 1882) relatée par Poincarré, remarquable par la fréquence des formes ataxo-adynamiques graves, en désaccord avec la faible mortalité « s'est fait encore remarquer par sa tendance à se prolonger au-delà des limites habituelles et à produire des rechutes véritables tout-à-fait inattendues, pendant la convalescence la mieux établie. »

A Paris pendant l'année 1882, la fréquence des rechutes et des formes prolongées a été considérable. Le professeur Potain en parle dans une de ses cliniques (nov. 1882), comme d'une manière d'être de la maladie. Millard à l'hôpital Beaujon, Bucquoy à l'hôpital Cochin, Moutard-Martin à l'Hôtel-Dieu ont signalé la fréquence des rechutes dans une proportion de 6 pour 100.

Sur une série de soixante-treize malades, que Lardier a traités par l'ergot de seigle, nous ne voyons mentionnée aucune rechute.

Dans ces épidémies on ne relate aucune circonstance coïncidant avec la fréquence des rechutes que nous ne pouvons expliquer que par la nature même de la maladie, le génie épidémique.

PATHOGÉNIE

1° Nous avons débuté en disant que la rechute de la fièvre typhoïde, au sens classique du mot, était une seconde fièvre typhoïde, évoluant pendant la convalescence de la première. Nous nous sommes efforcé de le démontrer, en nous fondant sur les lésions cadavériques et sur le syndrôme clinique correspondant. Nous avons apporté des observations à l'appui de notre exposé, auquel nous avons joint de nombreuses citations, où sont exprimées les opinions des auteurs les plus autorisés.

Nous avons décrit trois formes de rechute : la forme atténuée, la forme abortive et la forme grave, donnant ainsi au mot rechute une portée plus considérable. C'est d'après la marche de la maladie que nous avons pensé, dans les deux premiers cas, avoir affaire à des rechutes. Nous ne croyons pas qu'il faille contester l'existence d'une rechute, parce qu'elle n'aura pas suivi toutes les phases de la fièvre typhoïde classique. Serait-on donc plus sévère pour admettre l'existence d'une fièvre typhoïde secondaire que celle d'une fièvre primaire? Est-il nécessaire de rappeler les variétés d'aspect de la fièvre typhoïde? Les cas ne sont pas rares où le clinicien doit faire appel à toute son expérience pour la reconnaître. Il ne nous semble donc pas nécessaire de faire des distinctions capitales entre telle ou telle forme de rechute. Cliniquement, rien de plus juste ; mais, en principe, non assurément. Les retours incomplets de la fièvre (Constantin Paul, 1879), (Battle, 1882), ne doivent pas être différenciés des formes les plus complètes, qui à leur tour ne doivent pas l'être sous le nom de récidives (Lorain, Bernheim).

Parlerons-nous de la fièvre de convalescence décrite par Bernheim et « dont la cause ne réside dans aucune lésion organique » ? « Le bon état de la langue et du ventre, les selles moulées, l'absence de taches rosées et de symptômes pulmonaires, l'appétit persistant, souvent démontrent qu'il n'y a pas retour du procès typhique. Cette définition montre qu'il n'y a pas de rapports entre les rechutes que nous avons décrites, et qui s'accompagnaient de symptômes généraux, marquant une sérieuse interruption de la convalescence. Telle est l'observation suivante, qui est, pensons-nous, un exemple de fièvre de convalescence, et non de rechute.

Observation VII (personnelle).

Fièvre typhoïde adynamique (24 jours) ; fièvre de convalescence, débutant par une douleur assez violente dans l'hypochondre gauche (35 jours).

Schneider William, 25 ans, ébéniste, entre le 3 octobre, salle Louis, lit 24, à l'hôpital Saint-Antoine, service de M. d'Heilly.

Malade depuis 6 jours, fatigue, courbature, insomnie, impossibilité de travailler, maux de tête. Toux fréquente : pas de point de côté ; pas de diarrhée. Faciès abattu. Langue un peu sèche ; épistaxis. Rougeur du pharynx.

Taches peu nombreuses ; douleur et gargouillement dans la fosse iliaque droite. Douleur également à gauche. — A été purgé chez lui. — Est à Paris depuis 4 ans.

Pas d'antécédents.

Du 4 au 18, évolution régulière d'une fièvre typhoïde de moyenne intensité, à forme adynamique.

Deux ou trois selles liquides chaque jour.

Toux quinteuse, fréquente, fatigante, qui semble provoquée par les chatouillements de la luette, qui est longue et qui paraît un peu augmentée de volume, œdématiée.

Abattement et prostration ; surdité.

Pas de délire, ni de phénomènes nerveux. Extension de la nuque qui a duré du 6 au 11.

La défervescence est traînante ; le 17, purgatif.

Le 19. — Apyrexie complète ; potage. Langue bonne.

Le 20. — T. m. 37°,2 ; s. 39°,5. Douleur assez vive dans le flanc gauche ; rien à l'auscultation du poumon. La pression est douloureuse. La rate n'est pas augmentée de volume. Sinapisme.

Le 21. — T. m. et s. 37°,5. Même douleur. Sinapisme.

22 et 23. — Apyrexie. Pas d'appétit. Mange néanmoins des potages et boit du lait.

24. — T. m. 37° ; s. 38°,5.

25. — T. m. 37°; s. 41°. Frisson dans la soirée, ayant duré un quart d'heure ; un vomissement. Même douleur. Rien à l'auscultation. Sulf. quin. 1 gr.

26. — T. m. 36°,4; s. 38°,5.

27. — T. m. et s. 37°,5.

28. — T. m. et s. 38°,2.

29. — T. m. 38°,7; sulf. quin. 1 gr. Vésicatoire sur l'hypochondre gauche. T. s. 38°.

30, 31, 1er novembre. — Apyrexie.

2, 3, 4, 5. — T. m. de 37°,2 à 37°,6; s. 38°,5 à 39°.

6. — Apyrexie.

7. — T. m. 37° ; s. 38°,5 ; sulf. quin. 1 gr.

8. — Apyrexie.

9. — T. m. 37° ; s. 39°,3; sulf. quin. 1 gr.

10. — T. m. 37°,5 ; s. 39,3; sulf. quin. 1 gr.

11 au 15. —Irrégularité de la température.

16. — T. m. 39°; s. 38°. Teint. de digit. deux gouttes matin et soir.

17, 18, 19, 20. — Mêmes irrégularités ; continuation de la teinture.

Le 17. — T. m. 38° ; s. 38°,8.

18. — T. m. 38°,8; s. 37°,3.

19. — T. m. 38°,7 ; s. 37°,5.

20. — T. m. 39° ; s. 37°,5.

21. — T. m. 38° ; sulf. quin, 1 gr. ; s. 37°,6.

22. — A partir de ce jour apyrexie définitive.

Toute cette période a été marquée par une douleur persistante dans le flanc gauche, sans lésion apparente du poumon, de la plèvre ou de la rate. Les nuits étaient bonnes ; le jour, le malade était abattu, ne parlait pas, paraissant étranger à ce qui se passait autour de lui. On lui donnait des potages, des œufs, un peu de pain, qu'il mangeait sans appétit. Il buvait du lait. Pas de diarrhée. Selles moulées, constipation. Amaigrissement considérable.

La fin de la fièvre a été accompagnée du retour de l'appétit ; le malade devint gai.

2° Nous voulons dire de plus que la fièvre typhoïde primaire et la fièvre typhoïde secondaire ne sont qu'une seule et même fièvre. Nous n'aurions pas insisté sur ce point si dernièrement encore le Dr Battle n'avait défini la récidive de la fièvre typhoïde de la façon suivante : « La récidive de la fièvre typhoïde se produit, tantôt pendant la convalescence de cette maladie, tantôt après un intervalle de plusieurs mois ou de plusieurs années. » De même Bernheim publie une observation de récidive vraie, débutant au quatrième jour de la convalescence, liée à un nouveau processus typhoïque. La courbe complète de la maladie est publiée à la planche V, n° 2. La récidive a duré 17 jours. Nous pensons que dans ce cas il ne peut y avoir eu de nouvelle infection. Or ce cas est analogue à ceux que nous avons décrits sous le nom de rechute.

Il est inutile de dire que ce n'est pas dans l'évolution de l'agent typhoïque, que nous chercherons des preuves. Il est absolument inconnu, en dépit des grandes découvertes de ces dernières années.

C'est plutôt dans les caractères généraux des rechutes que nous chercherons sinon des éléments de certitude, au moins des éléments de probabilité.

a. — Epoque de l'apparition des rechutes. La seconde fièvre typhoïde apparaît à une période assez bien déterminée. Rare jusqu'au cinquième jour, plus fréquente jusqu'au huitième, très fréquente jusqu'au quatorzième, elle revient ensuite de plus en plus rare jusqu'au vingt-cinquième jour (Murchison) et trente et unième (Michel) termes extrêmes auxquels on l'a observée. Au delà pendant une période de deux à quatre et cinq mois on ne voit plus ni rechute, ni récidive. Perrin cite une observation de récidive cinq mois après la première fièvre.

b. — *Fréquence des rechutes ; rareté des récidives*. — Si l'on doit appeler du même nom et les rechutes et les récidives, il faudrait dire que la récidive est plus fréquente dans la convalescence que plus tard. Ce qui reviendrait à dire que la fièvre typhoïde se contracte plus facilement, après que le malade vient de la subir une première fois.

c. — *Multiplicité des rechutes*. — Si l'on a vu un malade avoir deux rechutes successives (M. Raynaud, Potain), en a-t-on vu avoir deux récidives ?

d. — *Fréquence des rechutes ; rareté des cas intérieurs de fièvre typhoïde*. — Peut-on dire que la fréquence des rechutes tient au milieu hospitalier ? Or, il est exceptionnel d'observer la contagion. Dans un service de 80 lits, 56 hommes et 24 femmes, nous n'avons observé que deux cas de fièvre typhoïde contractée dans la salle des hommes, l'une chez un rhumatisant après un séjour d'un mois, l'autre chez un pleurétique après un séjour de cinq semaines. Nous avons observé au moins neuf rechutes.

e. — *Incubation*. — A quel moment fera-t-on commencer la période d'incubation de la rechute ? La fera-t-on remonter à quinze jours, un jour, quelques heures seulement ? Le milieu aurait donc une action bien puissante ?

f. — *Formes prolongées de la fièvre typhoïde*. — La durée totale des deux fièvres et de la période intercalaire n'excède pas la durée de certaines fièvres typhoïdes. La durée de la fièvre typhoïde à rechute est au minimum de vingt-six jours et au maximum de quatre-vingt-dix, la moyenne étant de cinquante-deux jours, d'après le tableau de Murchison. D'après nos observations, le minimum est de trente-cinq jours (obs. X), le maximum cinquante-un jours (obs. V), et la moyenne quarante-deux jours. L'évolution d'une seule fièvre typhoïde est quelquefois très lente, plus de quarante jours. Chez un jeune malade de 16 ans, le processus marcha avec une telle lenteur, que l'on écarta le diagnostic de fièvre typhoïde porté pendant les deux premiers septenaires, pour admettre la tuberculose pulmonaire. Une hémorrhagie intestinale au quarante-unième jour et ensuite la guérison rapide et totale démontra l'absence de tubercules. La fièvre avait duré cinquante jours. « La maladie peut persister pendant quatre semaines, assez souvent cinq et six et parfois huit et dix (Griesinger). »

g. — La recrudescence. — La recrudescence n'est pas la même chose que l'exacerbation des symptômes. La recrudescence est une reprise des accidents typhiques avant que l'évolution de la première manifestation soit terminée. C'est, pour rendre notre idée en un mot, une rechute *subintrante.* Les recrudescences sont dues à des poussées successives de plaques de Peyer sans période intercalaire de convalescence ; il y a seulement une courte et légère rémission dans les symptômes. Griesinger, Wunderlich ont depuis longtemps parlé de ces faits. Le titre de l'observation I de la thèse de Guyard donne une excellente idée de la recrudescence. C'est une :

Fièvre typhoïde à recrudescence, forme adynamique. Réapparition de taches rosées le vingt-huitième jour de la maladie (huitième jour de la recrudescence). Apyrexie complète et convalescence à partir du quarantième jour.

On pourrait établir une série d'observations, où l'on trouverait toutes les dates de transition entre les recrudescences et les rechutes. La rémission intermédiaire est quelquefois si prononcée et en même temps si courte, que l'on hésite dans la qualification à donner. Telle est cette observation.

OBSERVATION VIII

(Due à l'obligeance de mon excellent collègue et ami de Molènes).

Fièvre typhoïde à forme adynamique grave ; recrudescence ou rechute
à la fin de la fièvre ; mort. — Autopsie.

Jeanne R..., 15 ans, portefeuilliste, entre le 15 décembre 1882, salle Chomel, n° 11, service de M. Mesnet, à l'hôpital Saint-Antoine.

Elle est malade depuis quinze jours ; elle a été prise par de violents maux de tête ; elle ne dort pas, a des cauchemars. Elle entend mal, et ne donne que des renseignements vagues, sauf celui de la durée de la maladie. Actuellement diarrhée, ballonnement du ventre, qui est très sensible à la pression dans toute son étendue. On y voit quelques taches. La langue est rouge et sèche. Toux, crachats muqueux ; symptômes et signes de bronchite ; nombreux râles dans les deux poumons, surtout aux bases. — Stupeur, prostration.

C'est une forme adynamique grave.

Le 6. — Purgatif.

Sulfate de quinine, 1 gr. 50.

La nuit n'a pas été agitée ; insomnie.

T. m. 39°,8.

T. s. 39°,4.

Le 7. — T. m. 38°,5.

Cette chute de la température qui peut s'expliquer par l'action du sulfate de quinine coïncide avec un mieux général. On la continue à la même dose pendant cinq jours.

Le 11. — Il n'y a plus de diarrhée ; la congestion pulmonaire a presque disparu ; la malade a dormi. Aucune tache.

Le 13. — 23e jour de la maladie. La convalescence commence ; l'apyrexie est à peu près complète, la malade désire manger, mais on la maintient à la diète.

T. m. 37°.

T. s. 37°,8.

Le 14. — Même état. T. m. 37° ; s. 38°.

Le 15. — T. m. 37°,6 ; s. 38°,8.

Aucun écart de régime.

Le 16. — T. m. 38°,6 ; s. 40°.

Cette recrudescence, qui s'était déjà annoncée hier, est survenue sans motif apparent.

Retour de la stupeur, la diarrhée, la bronchite. Délire et agitation la nuit. Sécheresse de la langue.

La température oscille de 40°, sauf les deux derniers jours où elle ne dépasse pas 39°,8 ; tandis que le pouls atteint le soir 120 et 124.

Le 25 décembre, 35e jour de la maladie, la malade est dans le coma et elle meurt vers midi.

Autopsie (personnelle). — Elle n'a eu lieu que quarante-huit heures après la mort ; le corps est bien conservé.

On ouvre la cavité abdominale ; le *péritoine* est un peu sec au toucher.

L'*estomac* est sain.

Intestin grêle. — On trouve des lésions sur une étendue de 1m,50 en remontant à partir de la valvule iléocœcale. Plus haut les plaques de Peyer sont bien visibles, mais ne paraissent même pas congestionnées. La première plaque qui soit altérée est une longue plaque, dont les deux extrémités sont tuméfiées par l'exsudat, tandis que le centre paraît sain ; elles sont fortement teintées en rose, et autour la muqueuse est injectée.

Sur une longueur de 70 centimètres, on trouve quatre grandes plaques, saillantes, épaisses, dures, rosées, à contours en forme de bourrelet, à surfaces mamelonnées et qui ne présentent pas d'ulcérations, cependant à mesure que l'on suit l'intestin, les lésions semblent s'accentuer. De ces quatre plaques, les plus hautes dans l'intestin sont moins malades que les deux autres, dont les surfaces sont dépourvues d'épithélium aux points saillants et à ce niveau le tissu est coloré en jaune gris par les matières intestinales.

A ce point également les follicules augmentent de nombre ; ils sont plus serrés ; ils sont plus gros, font plus de relief à la surface de l'intestin.

Jusqu'ici les glandes semblent avoir atteint seulement la période d'énucléation. Plus bas, elles sont à la période d'ulcération et même d'élimination ; et enfin près de la valvule on voit des eschares prêtes à se détacher. Dans l'intervalle, sont des follicules, dont le sommet est à peine desquamé, et qui sont beaucoup moins avancés dans leur solution.

La muqueuse dans les intervalles, et surtout au pourtour des plaques ou des gros follicules, est fortement congestionnée.

Enfin sur les deux faces de la valvule, mais surtout sur la face iléale, des ulcérations profondes en parties détergées, en parties recouvertes par un lambeau noirâtre qui se détache sans peine sont limitées par des bourrelets muqueux très saillants, qui présentent une teinte verdâtre (cadavérique). Avant d'inciser l'orifice de la valvule, nous voyons qu'elle est turgescente, et qu'elle forme un anneau saillant, volumineux, proéminent dans le cœcum. Le pourtour de l'orifice est bordé par une ulcération peu profonde.

En résumé nous trouvons dans l'intestin grêle des plaques de Peyer à différents degrés d'inflammation. Les follicules au contraire paraissaient plus récents ; ils entrent dans la période d'ulcération.

Cœcum. — Ici nous trouvons sur une étendue de 10 centim. à partir du fond du cœcum, environ 50 follicules, gros, du volume d'une lentille, tous de la même grosseur, de la même forme, en un mot du même aspect, et à peu près au même degré d'altération.

Ils sont mamelonnés, la base est rouge, le sommet noirâtre, un peu inégal. Le centre du follicule est mortifié; l'eschare est presque détachée sur deux follicules ; sur quelques autres le sillon d'élimination est plus ou moins profond. Sur le plus grand nombre, il n'existe pas encore. Dans la cavité de l'appendice vermiforme, on trouve trois follicules sur le point d'être ulcérés.

Les follicules sont plus nombreux au pourtour de la valvule iléo-cœcale que sur la face opposée.

Les ganglions iléo-cœcaux sont très volumineux ; le centre est mou, grisâtre.

La rate pèse 340 gr.

Le foie, les reins ne présentent rien de notable.

Le cœur est flasque.

Les poumons sont gorgés de sang.

Nous résumons tous ces faits par les conclusions suivantes :

1° La rechute de la fièvre typhoïde n'est pas le résultat d'une infection nouvelle.

2° La rechute est due à l'évolution du poison typhique.

Pour expliquer la rechute, faut-il admettre une autre réinfection? une période d'infection secondaire, qui rendrait compte des accidents observés pendant la convalescence?

Ce n'est pas d'aujourd'hui que date la « conception des deux périodes de la fièvre typhoïde (Bernheim) ». En 1846 Hamernyk la formule en la basant en partie sur l'ancienne théorie des crises. En 1850 Traube admet une période de maladies consécutives. En 1867, Czernicki, exprimant les idées du professeur Hirtz de Strasbourg, l'appelle période d'infection secondaire. « Je préfère, dit Bernheim, le nom de période secondaire, qui a l'avantage de ne pas préjuger la nature des lésions. »

La recrudescence, la rechute seraient-elles comprises parmi les accidents « variables » de cette période secondaire, au même titre que les éruptions furonculeuses, les pleurésies, les orchites parenchymateuses, etc. Ce n'est guère admissible.

Que les accidents de la période secondaire soient dus à une infection secondaire, à une auto-réinfection, cette formule n'exprime que la succession de deux ordres de faits dus à un agent qui se reproduit dans l'organisme, et fournit pour ainsi dire une deuxième génération, même une troisième, jusqu'à ce que le terrain soit épuisé. Reste à connaître la nature de cet agent, et sa véritable histoire naturelle.

Doit-on, avec Maurice Raynaud, séparer la fièvre typhoïde à rechute de la fièvre typhoïde classique et établir l'équation suivante : « Fièvre typhoïde à rechutes, et fièvre typhoïde ordinaire d'une part, typhus à rechutes et typhus exanthématique de l'autre, voilà quatre termes que l'on peut mettre en regard deux à deux. » Si le typhus fever et le typhus relapsus sont deux maladies de la même famille, ce sont deux maladies distinctes, tandis que entre la fièvre typhoïde à rechutes et la fièvre typhoïde ordinaire, cette différence n'existe pas ; c'est la même lésion, la même symptomatologie ; la marche seule diffère, et nous avons vu dans quelles limites. Mais nous admettons parfaitement que ces circonstances témoignent d'une affinité de plus entre les fièvres continues, ce terme étant pris dans le sens anglais.

DIAGNOSTIC

Prévoir la rechute, la reconnaître à son début, la diagnostiquer à sa période d'état, tels sont les trois points que nous avons à examiner.

1° Est-il possible de prévoir la rechute? Nous avons déjà répondu à cette question et l'avons résolue par la négative. Il faut surveiller le malade, le moyen le plus sûr de ne pas être surpris par l'explosion des accidents est de continuer à noter la température du malade. Pendant les quinze premiers jours, l'exploration thermique au moins le soir, est une nécessité.

2° Reconnaître la rechute à son début est souvent plus difficile. Quel est le symptôme capital? L'élévation de température. Est-elle brusque? Ce peut être un simple accès fébrile passager. Et telle température à 37° le matin, 40° le soir, retombe à 37° le lendemain matin. Dans quelques cas, ce sera une indigestion grave.

La température monte plus lentement, en deux jours elle atteint 39°,5, 40° ; le malade ne se plaint pas, mais il a cessé de manger ; il est abattu, puis on s'aperçoit que cette fièvre est symptomatique. Ce malade a une otite.

OBSERVATION (personnelle)

Fièvre typhoïde ataxo-adynamique grave ; durée 27 jours; otite externe suppurée pendant la convalescence. Guérison (Résumée).

Fichet, Eugène, 20 ans, employé de commerce, entre le 30 mars, salle Louis, lit 17, à l'hôpital Saint-Antoine, service de M. d'Heilly.

Après sept jours de convalescence et d'apyrexie.

Le 19 avril. — T. m. 37°,4 et s. 39°. Pas d'imprudence ; ne se lève pas encore, mange peu. Diète.

20. — T. m. 38°, s. 40°,2, rien de nouveau. Appétit au matin.

21. — T. m. 38°, s. 40°,3. Ce matin on s'est aperçu qu'un liquide jaunâtre épais s'écoulait de l'oreille droite du malade, celui-ci avait souffert de l'oreille les jours précédents, mais ne s'était pas plaint. Injections chaudes alcoolisées.

24. — Nouvelle apyrexie.

Jusqu'au 10 mai, date de la sortie, petites irrégularités dans la température. La suppuration de l'oreille a cessé presque complètement. De ce côté reste un peu de surdité.

Tel autre aura une varioloïde.

OBSERVATION (personnelle) résumée.

Suder Léon, 21 ans, frappeur, salle Louis, 21. Fièvre typhoïde grave, 19 jours ; au 13° jour (6 juillet) de la convalescence, la température étant prise régulièrement, t. s. 40°, p. 108. — 7. T. m. 39°,5 et s. 39°,9 ; douleurs de reins, perte de l'appétit. — 8. T. m. et s. 37° ; 9. T. m. 36° s. 36°,4; ce jour là éruption discrète de boutons de varioloïde sur la face ; quelques uns sur les mains, la poitrine et le dos. Guérison.

Tel autre aura une orchite. C'est ainsi qu'on lit dans les bulletins de la *Société Clinique* pour l'année 1877 une observation de Sabourin, où le diagnostic ne fut fait qu'au quatrième jour. On avait pensé d'abord à une rechute.

Est-il besoin de rappeler le diagnostic de la péritonite par perforation? Les vomissements, le pouls filiforme, le ballonnement du ventre, la douleur abdominale, le facies, etc., la marche foudroyante. Avant d'admettre l'existence de la rechute, il faut songer à la présence de lésions qui sont l'apanage de la convalescence, les suppurations profondes, les lésions osseuses, les abcès musculaires ; au développement d'une autre affection générale, rougeole, scarlatine, variole, surtout chez les enfants, dans les milieux hospitaliers.

3º Après plusieurs jours de fièvre, le diagnostic est-il toujours possible? Le plus souvent, oui. On devra faire un examen complet du malade ; les poumons devront attirer l'attention.

La fièvre de convalescence, la *febris carnis*, la fièvre d'inanition, et la fièvre intermittente devront être écartées. Le développement insidieux de la péritonite localisée, sans perforation dans le voisinage du cœcum peut être pris pour une rechute.

Le point le plus important que nous ayons à examiner est celui du développement de la tuberculose pendant la convalescence. Il fut un temps où cette question n'aurait pas été posée. La tuberculose et la dothinentérie étaient deux affections incompatibles. Mais des observations et des mémoires ont été publiés sur ce sujet, et l'on a prouvé non seulement que le tuberculeux pouvait contracter la fièvre typhoïde, mais encore que le typhique convalescent pouvait contracter la tuberculose, qui alors simulait une rechute, inversement une rechute pouvant simuler la tuberculose, ou encore les deux pouvant coexister.

Plusieurs observations très intéressantes ont été publiées sur ce sujet par notre collègue Babinski, interne de M. Cornil. Nous avons lu attentivement ces observations publiées sous le titre de *Rechutes fébriles pendant la convalescence de la fièvre typhoïde.* « Ce ne sont pas, dit-il, de véritables rechutes. La lecture nous a laissé un doute, notamment l'observation 2. L'auteur lui-même dit que c'étaient plutôt les symptômes de la fièvre typhoïde, que ceux de la tuberculose. Nous reproduisons l'observation en partie pour montrer quelle est la difficulté du diagnostic.

OBSERVATION II

Fièvre typhoïde. — Convalescence. — Reprise de la fièvre. — Brochopneumonie. — Délire. — Mort. — Autopsie. — Ulcérations intestinales. — Tubercules récents de l'un des poumons.

« B... entre à la Pitié, le 8 juin 1882. Nous passons ce qui a trait à la fièvre typhoïde.

« Le 26 juin le malade est entré en convalescence et reprend peu à peu ses forces, sans que rien puisse faire prévoir une interruption dans cette marche favorable.

« Le 9 juillet la température s'élève brusquement à 40· ; le malade affirme qu'il n'a pris aucun autre aliment que ceux qui lui sont régulièrement donnés, et qui consistent en potages et œufs à la coque. Le malade est en même temps très agité ; le ventre est devenu plus douloureux ; dans les poumons, quelques râles sous-crépitants disséminés.

« Le 4 juillet. — Même état.

Les jours suivants la température se maintient à la même hauteur, et le ventre devient de plus en plus sensible.

« Le 9, le malade a du délire, pousse des cris ; ballonnement douloureux du ventre ; pas de vomissements.

« Le 11, au délire fait place une dépression qui va en augmentant, et le malade succombe.

« *Autopsie.* — Pas de péritonite.

« Dans l'iléon, on trouve sur une grande longueur d'une part : quelques plaques de Peyer cicatrisées et pigmentées peu nombreuses ; d'autre part de nombreuses ulcérations, les unes arrondies de 9 à 10 millimètres de diamètre, les autres irrégulières de 1 à 2 1/2 centimètres de largeur ; ces ulcérations sont profondes ; le fond est constitué par la couche musculaire, il est uni, lisse, les bords sont taillés à pic et pigmentés. Ganglions mésentériques volumineux.

« Dans le sommet du poumon gauche, on trouve des masses tuberculeuses non confluentes et paraissant être de date très récente. Dans le reste du poumon gauche et dans l'autre congestion, mais pas de granulations tuberculeuses. »

Y a-t-il eu ou non une véritable rechute ? La cause de la mort peut-elle être attribuée uniquement à la tuberculose pulmonaire ? Que pouvons-nous conclure ?

Parmi les affections qui peuvent se développer, il nous reste encore à citer, d'après une observation de Thierfelder, le typhus exanthématique. C'est un diagnostic que fort heureusement nous n'avons pas à faire dans notre pays.

Une autre affection de la convalescence que nous avons plus souvent à constater, c'est l'entéro-colite ; elle résulte le plus souvent d'une mauvaise hygiène. Elle peut offrir des symptômes graves ; le colon peut être le siège d'ulcérations profondes. C'est par la marche de l'affection, par l'absence de taches rosées, de congestion pulmonaire, que l'on pourra asseoir le diagnostic.

PRONOSTIC

Nous aurions peu de chose à dire du pronostic, s'il n'était pas convenu, pour ainsi dire, que les rechutes ne sont pas graves. Sous ce rapport Griesenger les opposait aux recrudescences ; ce fait n'a pas lieu de surprendre. L'intermittence de santé relative d'apyrexie, qui a marqué la convalescence, a permis au malade d'éliminer complètement les déchets de la première fièvre et de réassimiler de nouveaux matériaux, qui ont déjà en partie réparé les tissus, qui sont préparés à un nouvel assaut.

Les rechutes de la fièvre typhoïde guérissent généralement : celles que nous avons observées se sont toutes terminées favorablement. Dans une observation, qui nous a été communiquée par notre collègue de Molènes, le malade a succombé du fait de la rechute ; c'est là une exception. Car, lorsque le malade meurt, c'est par une complication qui dépend autant de la première que de la deuxième fièvre. L'une des causes de mort les plus fréquentes est la péritonite par perforation, qui survient quelques jours après le début.

Il semble que les premières lésions, en voie de résolution ou de réparation, se sont enflammées de nouveau, et qu'ensuite cette inflammation a déterminé la mortification de la séreuse péritonéale. Nous avons déjà cité à ce sujet une observation de Murchison (observation XXVIII). Dans d'autres cas, c'est une hémorrhagie intestinale qui a emporté le malade, ailleurs c'est un érysipèle ou des complications laryngées ; là, c'est pendant la convalescence de la deuxième fièvre que survient une deuxième rechute qui emporte le malade. Enfin la tuberculose pulmonaire, évoluant pendant la convalescence, contribue en grande partie à la terminaison funeste. La « tare organique » (tuberculose pulmonaire, adénite cervicale tuberculeuse) provoque sans doute la mort que la rechute ne peut suffire à expliquer. Murchison signale un cas de mort au quatre-vingt douzième jour, par suite de complications d'abcès. La malade de Serres semble être morte des suites d'une péritonite enkystée. Michel avait donc raison en 1859 en concluant : « Quand la mort est arrivée dans le cours d'une réversion, elle n'a été due qu'à une complication. »

Quant à l'état général du malade, il ne nous a pas paru constituer un danger, comme le dit Guyard. Tous nos malades ont bien supporté leurs rechutes. La deuxième convalescence n'a pas été plus longue que l'aurait été la première. Nous pensons que la rechute doit être d'autant plus sérieuse à ce point de vue qu'elle est plus rapprochée de la première manifestation.

En somme, eu égard à sa plus courte durée, à la moindre intensité des symptômes et à la date habituelle de son apparition, la rechute ne fait pas courir aux malades de sérieux dangers.

TRAITEMENT

Tout convalescent typhique doit être considéré comme étant en puisssance de rechute. Que faire pour l'éviter? Y a-t-il un régime diététique spécial? Y a-t-il des spécifiques?

Comme régime, étant donné que la rechute paraît d'autant plus sérieuse qu'elle a lieu près du début de la convalescence, on a recommandé une alimentation progressive, réparatrice et aussi rapidement abondante que possible. Le lait remplit ces conditions. Les aliments solides, potages, œufs, viandes grillées seront donnés en quantité croissante suivant l'état du malade.

Les médicametns toniques, les vins généreux seront continués.

Y a-t-il en outre des médicaments qui puissent combattre la disposition à la rechute, neutraliser l'action du poison typhique? On pourrait s'adresser aux médicaments qui servent à combattre la fièvre typhoïde. Le sulfate de quinine à petites doses, l'acide salycilique, l'ergot de seigle, pourront être utiles.

Zimmermann a préconisé le salycilate de soude, qu'il fait prendre à partir du premier jour d'apyrexie, à la dose quotidienne de 4 à 6 grammes par jour, continuée pendant dix ou douze jours. Les résultats qu'il a obtenus sont très-encourageants, puisque la proportion des rechutes serait tombée de 23,6 pour 100 à 4 pour 100 dans une période de deux années, exceptionnelles pour la fréquence des rechutes.

La rechute elle-même doit-elle l'objet de soins spéciaux ? On la traitera comme toute autre fièvre typhoïde, c'est à vue que l'on agira suivant la forme de la rechute.

OBSERVATION IX (personnelle).

Fièvre typhoïde courte 16 jours ; convalescence 11 jours ; rechute brusque
10 jours ; alcoolisme. Guérison.

Le nommé Decoq Louis, 40 ans, ébéniste, est entré le 16 mars 1882 salle Louis, n° 27 à l'hôpital Saint-Antoine, dans le service de M. d'Heilly.

Malade depuis neuf jours, douleurs de tête le soir, courbature, impossibilité de travailler, frissons, sueurs la nuit. Insomnie.

Pas de vomissements, ni de diarrhée ; perte complète de l'appétit. Langue blanchâtre.

Toux ; crachats muqueux.

Quelques taches rosées ; gargouillement et douleur de la fosse iliaque droite.

Pouls fréquent 112. Cœur, rien.

A toujours habité Paris. Sciatique droite, il y a deux mois.

Alcoolisme avéré ; boit 4 et quelquefois 6 litres de vin par jour. Tremblement des mains et de la langue. Dort mal depuis six jours ; a souvent des cauchemars.

T. 40°,7.

17. — T. 40°, m. s. lotion ; Pot. de Tood. Purgatif.

18. — T. m. 39°,4, s. 40°, lotion.

19. — T. m. 38°,9, s. 40°,5.

Même état général. Pas de délire.

20. — T. m. 39°,5, s. 40°. Dernière lotion.

21. — T. m. 38°8,s. 38°,7. N'a plus de taches rosées. Pas de diarrhée. Langue bonne. Demande à manger.

22. — T. m. 37°,6, s. 38. Accordé des potages.

23. — T. m. 36°,9 ; s. 37°,5. Il réclame plus de nourriture, 16e jour.

24. — Apyrexie complète. Bon état général. N'a pas beaucoup maigri.

27. — Se lève ; un degré de nourriture. Le trouve insuffisant. Indocilité du malade. Reste levé deux heures.

31. — Désire sortir, parce qu'on ne le nourrit pas assez. Descend dans la journée au jardin.

2 mars. — N'était pas dans la salle le soir à cinq heures. Lorsqu'il est rentré, s'est plaint de mal de tête.

3. — T. m. 39°,7 ; s. 40°,6. Rechute ; pas de cause apparente, sinon les imprudences habituelles du malade. Pas de diarrhée, ni vomissement. Purgatif.

4. — T. m. 39°,5, s. 40°.

5. — T. m. 38°, s. 40°.

6. — T. m. 38°, s. 39°,7.

7. — T. m. 38°,7, s. 39°,2.

8. — T. m. 38°,4, s. 39°,5.

9. — T. m. 38°,4, s. 38°,6.

10. — T. m. 38°, s. 38°,6. Sueurs.

11. — T. m. et s. 37°,8. Sueurs.

12. — T. m. 37°,4, s. 37°,8. Sueurs.

13. — Apyrexie complète.

N'a pas eu de taches rosées, pas de diarrhée, pas de toux, pas de délire.

Exeat le 21, sur sa demande.

Observation X (personnelle)

Fièvre typhoïde courte, quatorze jours; convalescence, six jours;
rechute, quinze jours; nouvelles taches.

Beck Jean, 24 ans, gardien de la paix, entre le 11 mai 1882, salle
Saint-Louis, lit 26, à l'hôpital Saint-Antoine, service de M. d'Heilly.

Il a cessé son service depuis huit jours, il était déjà souffrant depuis deux jours ; maux de tête, sommeil tourmenté, sueurs le matin ;
ne mangeait pas, avait toujours soif. Pas de diarrhée, pas de vomissements ni de toux. Paraît être sous le coup d'une fièvre continue. Il
s'est purgé chez lui.

Langue sale, pas tremblante ; pas de gargouillement dans la fosse
iliaque droite, légère douleur. Pas de congestion pulmonaire. T. s. 39º.
Pot. Tood.

12. — T. m. 38º, s. 38º,9. Nuit calme ; journée bonne. Une
selle ; pas de diarrhée.

13. — T. s. 37º. Le diagnostic de fièvre continue paraît douteux,
malgré le récit assez précis du malade. T. s. 39º,5 ; p. 90.

14, 15. — Amélioration.

16. — Apyrexie ; potages.

Du 16 au 21. — Température au-dessous de 37°.

22. — T. s. 37º,3, un peu relevée.

Le malade mange un degré.

23. — T. m. 36º,7 ; s. 37º,4.

24. — T. m. 38°, s. 40. Le malade ne s'est pas levé aujour-
d'hui ; il se sent malade comme à la première atteinte. Battements
des tempes, pesanteur de tête. P. 104.

Pas de vomissements, pas de diarrhée.

25. — Purgatif. T. m. 38º,5 ; s. 40. Pot. Tood. Nuit assez
bonne. Peau moite, ce matin. Même état.

26. — T. m. 38º,7. Même état ; un peu plus d'affaissement. Langue blanchâtre.

27. — T. m. 39°,2, s. 38°,7.

28. — T. m. et s. 38°,9. Deux ou trois taches sur l'abdomen. Léger ballonnement.

29. — T. m. 38°,6, s. 39°,2. Mêmes taches; l'une est plus apparente.

30. — T. m. 38°,9, s. 38°,1. Une tache.

31. — T. m. 38°,9, s. 38°,7. Amélioration. Nuit excellente. A demandé de la nourriture ce matin.

1er juin. — T. m. 38°,9, s. 38°,5. 2. — T. m. 38°,9, s. 38°,9. 3. — T. m. 38°,9, s, 37°,9. 4. — T. m. 36°,9, s. 37°,5. 5. — T. m. 36°,2. Convalescence, guérison.

OBSERVATION XI (personnelle).

Fièvre typhoïde; pas de complications; convalescence 10 jours; rechute avec oscillations irrégulières, 14 jours (résumée).

B..., Alexandre, 28 ans, terrassier, entre salle Louis, n° 11, le 8 juin 1882, à l'hôpital Saint-Antoine, dans le service de M. d'Heilly.

Il est au quinzième jour d'une fièvre typhoïde qui se présente sans complication et sans symptômes prédominants. La fièvre est assez élevée, le soir 40° à 40°,2.

Rien à relever sur les antécédents.

Traité par la potion de Tood, le café.

Une lotion chaque soir.

La défervescence commence le 14; on cesse les lotions.

Le 17. — Apyrexie complète; potages.

Le 25. — Une côtelette.

Le 26. — Côtelette matin et soir.

Le 27. — Malgré une légère élévation de température, on ne change rien au régime.

Le 28. — La température monte le soir à 40°·

29. — Suppression de l'alimentation. Purgatif.

30 juin; 1, 2, 3, 4 juillet, lotion.

Diarrhée abondante et persistante à la suite du purgatif.

5. — Sulf. de quin. 0,50.

Diarrhée moins abondante.

6. — Quelques taches sur l'abdomen, au creux épigastrique.

10. — Apyrexie complète.

12 au 20 juillet, urination copieuse ; le 15, 4 litres d'une urine jaune clair, un peu trouble, sans albumine. Pendant la première convalescence, le malade urinait également beaucoup, mais les urines étaient plus transparentes et la quantité était encore loin d'atteindre ce chiffre, du reste exceptionnel.

29 juillet. — Exeat.

Températures.

Jour	8	9	10	11	12	13	14	15
Soir	40°,2	40°	39°,6	40°,2	39°,7	39°7	39°.2	38°,5
Mat.		39°,1	39°,2	39°,4	39°	38°,8	38°,5	88°

Jour	16	17	18	19	20	21	22	23
Soir	38°,	37°,4	37°	37°	36°,6	36°,9	36°,7	37°
Mat.	37°,3	37°	36°,6	37°,6	36°,4	26°,4	36°,7	36°

Jour	24	25	26	27	28	29	30	1
Soir	37°,2	37°,2	37°,5	48°,2	40°,1	39°,3	39°,4	39°,6
Mat.	36°,4	36°,6	37°,5	38°,2	38°,3	38°,7	39	38°,4

Jour	2	3	4	5	6	7	8	9	10
Soir	39°,5	38°,3	39°,5	39°,5	38°,3	37°,6	38°,4	39°,3	36°,5
Mat.	38°,4	38°,3	38°,3	39°,7	38°,2	36°,6	36°,3	38°	37°

Observation XII (personnelle).

Fièvre typhoïde adynamique grave, 27 jours; convalescence, 9 jours; rechute grave, 13 jours. Taches nouvelles. Ascension et déférescence rapides.

Blanvillain Marie, 22 ans, domestique, entrée à la salle Barth, lit
n° 22, à l'hôpital Saint-Antoine, dans le service de M. d'Heilly, le
21 juillet.

Malade depuis huit jours, a de la fièvre, ne mange pas, ne dort
pas, et souffre du ventre. Depuis 4 jours, ses règles sont revenues
avec une avance de huit jours.

État général bon ; parole nette, pas de tremblement des lèvres,
pas de stupeur.

Langue un peu blanchâtre; ventre non augmenté de volume, pas
de douleur ni de gargouillement dans la fosse iliaque droite. Sub-
matité modérée du bas-ventre. Pas de vomissements. N'a pas été à la
selle depuis deux jours.

Pas de congestion pulmonaire.

P. 108 ; T. s. 40,°7.

22. — Insomnie complète. Lavement simple. Lait, bouillon. Pot.
Tood. T. m. 40°, ; s. 40°. P. 112.

23. — Insomnie. Fin des règles.

Le soir abattement considérable ; langue un peu sèche; légère
agitation; douleur dans la fosse iliaque droite. L'état typhoïde devient
plus grave. T. m. 40° ; s. 40°,7; P. 112. Lotion.

24. — T. m. 39°,9, s. 40°,7; P. 116. Insomnie, délire modéré.
Pas de congestion pulmonaire. Pas de selles depuis 2 jours. Purgatif; six selles, grises, terreuses, sentant très mauvais. Lotion.

25. — T. m. 39°,5; s. 40°,5; P. 110. Même état.

26. — T. m. 40° ; s. 40°,5 ; P. 116. Apparition de taches peu
nombreuses. Pas de diarrhée; lavement simple. Le soir accès d'oppression pendant un quart d'heure, respiration irrégulière ; soupirs
prolongés. Bruits du cœurs sourd, mal frappés. Ventouses sèches,

sirop d'éther. Nous la voyons une heure après et constatons qu'il n'y a pas de congestion pulmonaire.

27. — T. m. 39°,7 ; s. 40. Même accès d'oppression que la veille le soir vers 5 heures sensation d'anéantissement ; pâleur de la face ; la malade répète à plusieurs reprises qu'elle se sent mourir. Pouls petit, mou, fréquent 120. Bruits du cœur sourds et brefs. Respiration irrégulière. Pas de congestion pulmonaire. Ventouses sur la poitrine. Sirop d'éther. Flagellation de la face. La crise dure 25 minutes.

28. — T. m. 39°,7 ; s. 39°,9. Sueurs abondantes ; pas d'albumine dans les urines.

29. — T m. 39°,7 ; s. 39°,9. Agitation, subdelirium. On continue toujours les lotions. Sueurs la nuit.

30. — T. m. 40° ; s. 38°,7. Même état. Sueurs.

31 — T. m. 39°,9 ; s. 40°,2. Agitation plus forte. Bain d'une demi-heure. Sueurs la nuit.

1. juillet. — État général plus satisfaisant ; langue moins sèche, facies meilleur. T. m. 39°,2, s. 40°.

2. — T. m. 38°,5, s. 39°,5.

3. — T. m. 38°,7, s. 39°,5.

4. — T. m. 39°,2, s. 39°,4.

5. — T. m. 40°, s. 39°,7. P. 108.

6. — T. m. 38°,2, s. 39°,7 ; sueurs abondantes.

7. — T. m. 36°9, s. 38°4 ; sueurs.

8. — T. m. 38°,9, s. 36°,6 ; sueurs.

9. — T. m. 37°3, s. 38°,5. ; sueurs. Potages.

10. — Apyrexie complète ; 11, idem. Potages.

12. — Potages, œufs. La malade mange de la viande qu'une voisine lui donne en cachette. Indigestion, vomissements le soir et la nuit. T. m. 37 ; s. 38°,2.

Du 13 au 18, la température se maintient entre 37° et 38°, mais n'est pas régulière dans ses oscillations.

18. — T. m. 37°,3 ; s. 37°,7. Un degré.

19. — T. m. et s. 37°,9. Un peu de malaise le soir. Mange avec moins d'appétit.

20. — T. m. 38°,4 ; s. 38°,9. Aucun écart de régime ; émotions hier, inquiétudes vives. Suppression de la viande. Potage, œufs.

21. — T. m. 40°,6, s. 40°,2. P. 116 le matin (3° jour de la rechute). Diète, Pot. Tood. Purgatif.

22. — T. m. 39°,6, s. 40°,2. Langue blanchâtre, humide.

23. — T. m. 39°,5, s. 40°,2. Mauvaise nuit ; agitation.

Taches sur l'abdomen en petit nombre. Pas de douleur ni de gargouillement dans la fosse iliaque droite. Pas de diarrhée. Pas de congestion pulmonaire.

24. — T. m. 39°,2 ; s. 39°,5, a dormi. Soif vive.

25. — T. m. 39°,5 ; s. 40°. Sueur.

26. — T. m. 39°,5 ; s. 40°,5. P. 108. Irrégulier.

27. — T. m. 40° ; s. 40°,2. P. 100. N'a plus de taches.

28. — T. m. 39°,4 ; s. 19°,6. P. 100.

29. — T. m. 39°,2 ; s. 39°,6. P. 92. Plus régulier.

30. — T. m. 38°,2 ; s. 38°,2 ; défervescence rapide. Potage.

31. — T. m. 37° ; s. 37°,6. P. 88. Appétit. Potage. Œufs.

1ᵉʳ septembre. — Apyrexie complète. Amaigrissement notable. Exeat guérie le 17 septembre.

OBSERVATION XIII (personnelle)

Fièvre typhoïde grave ; céphalalgie très pénible ; adynamie ; rechute au bout de 9 jours, durée 12 jours.

Millet Albert, 28 ans, menuisier, entre le 3 août 1882 dans le service de M. d'Heilly, salle Louis, n° 16, à l'hôpital Saint-Antoine pour une fièvre typhoïde bien caractérisée, dont le début remonte à 11 jours au moins.

Céphalalgie occipito-frontale dont le malade se plaint très vivement ; insomnie. Epistaxis ; dureté de l'ouïe.

Congestion pulmonaire surtout à droite.

Douleur et gargouillement dans la fosse iliaque droite. Taches rosées. Diarrhée.

Etat général grave, adynamie.

4. — Purgatif. T. s. 40°,4 P. 120.

5. — Céphalalgie ; iusomnie complète.

6. — id. Ext. thébaïque 0 gr. 10 en trois doses.

7. — Sommeil une partie de la nuit ; retour de la céphalalgie ce matin. Ext. théb. 0,05.

N'a pas été à la salle depuis hier : le soir lavement simple.

8. — Vésicatoire à la nuque. N'a plus de taches.

9. — Sueurs copieuses; commencement de la défervescence, qui est achevée le 11.

12. — Céphalalgie ; pas d'appétit malgré l'absence de fièvre. Potages, œufs.

15. — Pas de céphalalgie ; l'appétit n'est pas vif ; bon état général ; langue bonne. Urines claires et assez abondantes.

20. — Frissons dans la soirée. T. 39°,3. Le malade a refusé de manger. P. 96.

21. — Diète. Tood, café. Purgatif.

22. — Un peu de maux de tête ; pas d'insomnie.

27. — Jusqu'à ce jour même état fébrile, sans symptômes bien accentués. Pas de congestion pulmonaire ; une ou deux selles liquides chaque jour. Trois taches sur l'abdomen.

29. — Défervescence.

31. — Amélioration considérable.

1er septembre. — Fin de la fièvre.

5. — Appétit très vif; retour des forces sensible.

8. — Le malade se lève.

16. — Excat. La convalescence a marché vite.

OBSERVATION XIV (personnelle).

Fièvre typhoïde grave, ataxo-adynamique ; convalescence au trente-et-unième jour; neuf jours d'apyrexie ; rechute, neuf jours de durée ; grandes oscillations, nombreuses taches, guérison.

La nommée B... Henriette, 32 ans, ménagère, est entrée le 2 octobre 1882, salle Barth, lit 21, à l'hôpital Saint-Antoine, dans le service de M. d'Heilly.

Malade depuis une dizaine de jours, elle a d'abord été fatiguée, le soir, a perdu peu à peu l'appétit. Elle ne pouvait plus travailler. Il y a douze jours environ qu'elle a eu le mal de tête le soir, pas très fort. Au bout d'une semaine environ, elle s'est alitée. Elle ne dormait plus, ne mangeait pas, avait un peu de diarrhée. Des sueurs le matin. Elle a été purgée. Pas d'épistaxis, ni de bourdonnements d'oreilles.

A son entrée, abattement, fièvre forte, peau sèche, brûlante. Langue humide, rouge à la pointe, tremblante. Facies typhoïde. Dureté de l'ouïe. Taches peu nombreuses, disséminées, peu apparentes à cause de la teinte brune de la peau.

Douleur dans la fosse iliaque droite, gargouillement. La rate ne paraît pas grosse. Pas de ballonnement. Pas de toux ; pas de congestion pulmonaire ; à peine quelques râles sibilants.

Rien à l'auscultation du cœur. P. 112 ; T. 40°,3.

La maladie paraît être au treizième jour.

Antécédents nuls.

3 octobre. — Nuit mauvaise, insomnie, rêvasseries. T. m. 39°,3 ; s. 40°,3. P. s. 116.

Lotions vinaigrées ; potion de Tood. Lait, bouillon, limonade vineuse.

4. — Même état. Peu de diarrhée. T. m. 39°,3 ; s. 40°,5.

5. — T. m. 38°,9 ; s. 39°,9.

6. — T. m. 39°,1 ; s. 40°,1.

7. — T. m. 38°,9 ; s. 40°,3. P. s. 116.

Rémission et exacerbations régulières.

Ce soir dyspnée nerveuse ; pas de congestion pulmonaire. Deux cuillerées à bouche de sirop d'éther.

8. — T. m. 39°,7 ; s. 40°,5.

Même dyspnée ; affaissement prononcé. Léger délire. Trois à quatre selles par jour.

9. — T. m. 39°,3 ; s. 39°,7.

10. — T. m. 39°,7 ; s. 40°,1.

La dyspnée a cessé.

11. — T. m. 39°,5 ; s. 38°,3. Pas de lotion depuis ce jour.

12. T. m. 38°,7 ; s. 29°,3. Épistaxis léger.

A partir de ce jour, vingt-troisième de la maladie, le thermomètre descend assez régulièrement.

13. — T. m. 37°,9 : s. 38°,9.

14. — T. m. et s. 38°,7. P. s. 92.

15. — T. m. et s. 38°,1. P. s. 88.

16. — T. m. 37°,1 ; s. 38°,9. Sulf. de quin. 1 gr.

17. — T. m. 36°,5; s. 37°,9.

La malade désire manger. Potage.

20. — Apyrexie complète vers le trente-et-unième jour.

22. — OEuf le matin. T. m. 36°,9 ; s. 36°,7.

24. — On cesse de prendre la température. T. m. 36°,1.

La malade est convalescente.

25. — Une côtelette le matin ; un œuf le soir.

29. — Viande matin et soir. 1 degré.

Bon appétit. Excellent état le matin.

30. — La malade qui était bien hier a vomi cette nuit. On ne peut savoir si ce sont des vomissements alimentaires. Elle a la peau chaude ; elle est abattue. T. 40°,5 ; P. 110.

Diète liquide.

T. s. 40°,5. — Pas de mal de tête.

31. — Purgatif ce matin.

La nuit a été bonne. T. m. 39°,7 ; s. 40°,1.

1er novembre. — T. m. 38°,1 ; s. 40°,2.

Diarrhée abondante.

2. — T. m. 37°,7 ; s. 40°,3.

Plusieurs taches sur l'abdomen ; sudamina au-dessus des aînes. — La diarrhée continue.

Sueurs pendant la nuit.

3. — T. m. 37°,1 ; s. 40°,1.

4. — T. m. 37°,8 ; s. 39,°7

Commencement de la défervesceuce.

Les taches deviennent plus nombreuses.

5. — T. m. 38° ; s. 39°.

6. — T. m. 36°,7 ; s. 37°,9.

Les taches sont toujours nombreuses.

7. — Apyrexie. T. s. 37°,5.

8. — La diarrhée a cessé complètement.

Les taches sont presque effacées.

10. — T. m. et s. 36°,2.

L'alimentation est reprise.

La malade est très maigre ; mais l'appétit est bon ; elle se remet rapidement.

19. — Elle prend la moitié d'une ration. Huit jours après elle est envoyée au Vésinet.

La convalescence a marché vite.

OBSERVATION XV (Personnelle).

Fièvre typhoïde grave. Adynamie. Convalescence six jours, rechute douze jours, taches rosées le quatrième. (Due à la bienveillance de M. le professeur Laboulbène, dans le service duquel nous l'avons recueillie).

Herteau Louise, 17 ans, domestique, est entrée le 29 novembre 1882 salle Sainte-Marthe, dans le service de M. le professeur Laboulbène, à l'hôpital de la Charité.

Malade depuis huit jours. Violents maux de tête ; insomnie complète ; frissons ; perte de l'appétit ; fatigue extrême. Epistaxis très abondantes. Fièvre vive depuis deux jours. Pas de diarrhée ; douleur dans le côté droit du ventre.

A Paris depuis un an ; a été soignée pour l'anémie.

La maladie a évolué régulièrement, hautes températures pendant huit jours ; congestion pulmonaire intense, nombreuses applications de ventouses ; toux ; expectoration muqueuse. Pas de délire, insomnie. Pas de diarrhée ; douleur assez vive dans la fosse iliaque droite.

Taches rosées le troisième jour après son entrée.

Le 7 décembre, défervescence qui s'accuse le 10 et se termine le 13 sans accident.

La fièvre a duré vingt-deux jours.

Du 14 au 19, apyrexie complète. Le 18, 19, maux d'estomac ; pesanteur ; mange peu cependant, et ne prend que les aliments qui lui sont donnés par la sœur.

Le 20. — Purgatif.

Le soir, ascension brusque de la température qui monte de 36°,4 à 39°,4. Rechute.

21. — Légère épistaxis, quelques vomissements, maux de tête, mais pas aussi violents que la première fois ; pas d'insomnie.

22, 23. — Hautes températures.

24. — Quelques taches ; un peu de douleur dans la fosse iliaque droite, mais moindre qu'à la première atteinte. Toux. Un peu de congestion pulmonaire. Pas de ventouses.

25. — Légère défervescence. Constipation.

28. — La défervescence continue et est complète le 2 janvier.

La convalescence a duré 6 jours.

La rechute 12 ou 13 jours.

Relevé des températures.

Jour.	29	30	1er déc.	2	3	4	5	6	7
Soir.	40°,4	40°,2	39°,6	40°	40°	40°,2	40°,4	38°,8	39°,6
Mat.		40°,2	40°,8	40°,8	39°,6	40°,2	39°,8	39°,7	38°,0

Jour.	8	9	10	11	12	13	14	15
Soir.	39°,6	39°,5	19°,2	38°,2	37°,8	37•,7	37°,4	36°,8
Mat.	39°,4	38°,8	39°	37°,8	37°	37°	37°,2	36°,8

Jour.	16	17	18	19	20	21	22	23
Soir.	36•,8	36°,6	37°	36°,4	39°,4	40°,4	40°	40°
Mat.	36°,6	36•,8	36°,8	36°,8	36°,4	39°,4	39°,4	39°,6

Jour.	24	25	26	27	28	29	30	31
Soir.	39°,4	39°,2	39°,4	38°,3	38°,4	38°,2	38°,6	37°,6
Mat.	39°,4	39°,4	38°,8	38°,8	37°,8	37°,8	37°,3	36°,6

OBSERVATION XVI (inédite).

Fièvre typhoïde, rechute (Due à l'obligeance de mon collègue et ami de Molènes).

Olivier Amandine, 22 ans, domestique, entrée salle Chomel, service de M. Mesnet le 3 octobre 1882. A Paris depuis sept mois.

Fièvre typhoïde depuis huit jours. Grossesse de cinq mois et demi.

Céphalée, langue sèche, inappétence absolue ; épistaxis, insomnie, constipation, albuminurie légère ; nombreuses taches rosées lenticulaires.

Forme légèrement adynamique. Température oscillant entre 38°, et 39°.

Chute thermique le 19° jour de la maladie. Appétence.

Pendant huit jours apyrexie complète. Le 5° jour de l'apyrexie, la malade prend deux œufs sans pain.

Le 23, la température remonte à 39°,6 et reste pendant neuf jours autour de 39°. En même temps, céphalée vive, deux épistaxis, insomnie, diarrhée, stupeur, bronchite. Les taches rosées lenticulaires reparaissent. Vers le 10° jour, la température baisse assez rapidement.

Exeat, guérie le 14 novembre.

OBSERVATION XVII (inédite).

Fièvre typhoïde, rechute. — Due à l'obligation de mon collègue et ami de Molènes.

Victor Leblanc, 21 ans, employé, entre le 28 septembre 1882, sall Bichat lit n° 10 (service de M. le Dr Mesnet). Depuis deux mois et demi à Paris.

Fièvre typhoïde depuis huit jours à forme adynamique. Taches rosées lenticulaires. Hémorrhage intestinale très abondante le 6 octobre (16e jour de la maladie). Chute thermique considérable 3°,6. Pendant treize jours apyrexie complète.

Le 19 octobre. — Rechute de peu de gravité. Pendant quatre jours la température reste à 40°. Nombreux sudamina. Pas de nouvelles taches.

Durée de la rechute huit jours.

Exeat le 14 novembre.

OBSERVATION XVIII (inédite).

Fièvre typhoïde ; rechute. Arthrite subaiguë de la hanche, (due à l'obligeancé de mon excellent collègue et ami Dauchez).

Brigon Adolphe, 10 ans et demi, entre le 11 décembre 1881, salle Saint-Jean, lit n° 10, service de M. Labric.

Fièvre typhoïde grave, hyperthermique. La température oscille de 40° à 41°. Vomissements. Grandes oscillations et défervescence.

1er janvier. — Le malade se lève pour la première fois.

9. — Visite des parents; l'enfant mange des oranges, des biscuits. Le soir, T. 40°,8. Diarrhée.

10 et 11. — T. de 40° à 41°.

12. — Quelques taches rosées à la base du thorax.

15. — Abaissement momentané de la fièvre.

16. — Retour de la fièvre; douleur dans la hanche gauche; début de l'arthrite.

24. — La douleur est moins forte dans l'article, mais les mouvements sont douloureux.

27. — Depuis quatre jours, la température est à 38° le soir. L'enfant commence à manger.

CONCLUSIONS

1° En France, on entend généralement par rechute, l'évolution d'une seconde fièvre typhoïde pendant la convalescence d'une première.

2° La rechute est caractérisée anatomiquement par une entérite folliculeuse qui porte principalement sur les follicules clos, siége dans l'intestin grêle au-dessus des premières lésions, d'autres fois et simultanément dans le cœcum.

3° La rechute est caractérisée cliniquement par l'ascension brusque de la température (2° à 3°), l'apparition des taches rosées au quatrième jour, l'évolution des mêmes symptômes que ceux de la fièvre typhoïde primaire, mais moins accentués, la défervescence rapide.

4° Comparée à la marche ordinaire de la fièvre typhoïde, la rechute peut être une fièvre typhoïde atténuée, une fièvre typhoïde abortive ou prendra l'aspect de la fièvre typhoïde classique. La seconde forme est la plus commune.

5° La rechute apparaît du huitième au quatorzième jour de la convalescence.

6° La durée est de dix à quinze jours.

7° La guérison est la règle, la mort n'arrive que par des complications, à de rares exceptions près.

8° La rechute survient sans cause apparente.

9° Elle paraît due au mode d'évolution de l'agent typhique, et dépend très vraisemblablement de la première infection.

———

INDEX BIBLIOGRAPHIQUE (1).

Rœderer und Wagler. — De morbo mucoso : Göttingen, 1762 et 1783.

Louis. — Recherches sur la maladie connue sous le nom de gastro-entérite, fièvre putride, etc., 1829 et 1841.

Chomel. — De la fièvre typhoïde, 1834.

Bouillaud. — Clin. méd., 1837.

Taupin. — Journ. des con. med. chir., 1839.

Stewart. — Edimburg med. and Surez. Journal, 1840.

Rilliet. — Journ. des con. med. chir., 1841.

Forget. — Traité de l'entérite folliculeuse, 1841.

Hamernyk. — Prag. Vierteljarsch, 1846.

Griesinger. — Wirchow's handbuch, 1847.

Grisolle. — Pathol. Int. 1844 et 1855.

Rilliet et Barthez. — Mal. des enfants, 1853.

Thierfelder. — Archiv. für physiol. heilkunde, 1855.

Chomel. — Élém. de pathol. gén., 1856.

Barbrau. — Des rechutes dans la fièvre typhoïde in Gaz. des hôp. 1856.

Moymer. — Union médicale, 1859.

Michel. — Des rechutes de la fièvre typhoïde. Union médicale 1859, et th. d'inaug. 1864.

Hirsch. — In Klinisch fragmente 1857.

Fuchs. — Considérat. Clin. 1857.

Charcot. — Pathol. Int. de Requin 1863 t. IV.

Arnould. — Union médicale 1870.

Bull. de la Soc. méd. des hôp. — Lorain.

Constantin Paul. — Déc. 1869 ; Cornil 1872.   id.

1. Cet index ne contient que les indications relatives aux auteurs que nous avons cités ou consultés.

Bourneville. — Notes et observations cliniques et thermométriques sur la fièvre typhoïde, 1873.

Maclagan. — Edimb. med. Journ. 1871 et Lancet 1872.

Czerniki. — Th. de Strasbourg, 1867.

Wunderlich. — De la température dans les maladies, 1872.

Potain. — Leçon clinique in Journal de médecine et de chir. pra-
tiques, 1872.
    id.   Gaz. des hôp. 1882.
    id.   Gaz. des hôp. 1883.

Human. — De conditionibus quibus ileo-typhus fiat recidives Dis-
sert. Leipsig. 1860.

Carville. — Th. inaug., Paris, 1872.

Serres. — Th. inaug., Paris, 1874.

Guyard. — Th. inaug., Paris, 1876.

Azambre. — Th. inaug., Paris. 1877.

Perrin. — Th. inaug., Paris, 1877.

Trousseau. — Clin. méd. T. I.

Lorain. — Temp. du corps humain, 1875, t. II.

Niemeyer. — Pathol. int., 1877.

D'Espine et **Picot**. — Mal. des enf.

Steiner. — Mal. des enf.

Jaccoud.— Pathol. int.

Bernheim. — Clin. méd., 1877.

Maurice Raynaud. — Leçon clin. in Gaz. hebdomadaire de
méd. et de chir., 1877.

Murchison. — La fièvre typhoïde, 1878.

Vulpian. — Clin. méd. de la Charité.

Littré et **Robin**. — Dict. de méd., 1873.

Comptes-Rendus des mal. régnantes. Besnier Idem. Ducas-
tel, 1882.

Liebermeister. — Handbuch der pathologie und therapie des
Fiebers, 1875.

Sabourin. — Bull. de la Soc. clin. 1877.

Wimderlich. — Traité des maladies infectieuses.

Homolle. — Revue des sc. méd. de Hayem, 1877.

Bucquoy. — Lec. clin. in France méd. 1878.

Cadet de Gassicourt. — Lec. clin. in France méd. 1880 et clin. de mal. d'enf. 1883. T. II.

Zimmermann. — De la prophylaxie des rechutes de fièvre typhoïde (Corr.-Bl. f. Schweiz Aerzte, 1878).

Josias. — Th. inaug. Paris, 1881.

Battle. — In gaz. hebdom. des sc. méd. de Montpellier, 1882.

Rev. des sc. méd. de Hayem, 1882.

Babinski. — Journal des con. méd. 1882.

Poincarré. — In gaz. des hôp. 1882.

Lardier. — In gaz. hebd. de med. et de chir. 1882-1883.

Chauffard. — In France med. 1883.

Boiteux. — Th. inaug. 1883.

Hutinel. — Thèse de coucours, 1883.

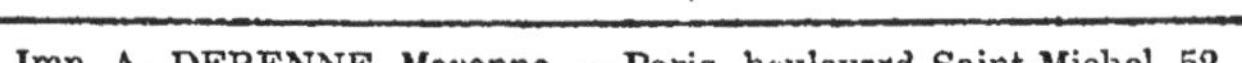

Imp. A. DERENNE, Mayenne. — Paris, boulevard Saint-Michel, 52.

Imprimerie A. DERENNE, Mayenne. — Paris, boulevard Saint-Michel, 52.

9 782013 578103